自衛官と家族の心をまもる

海外派遣によるトラウマ

海外派遣自衛官と家族の健康を考える会　編

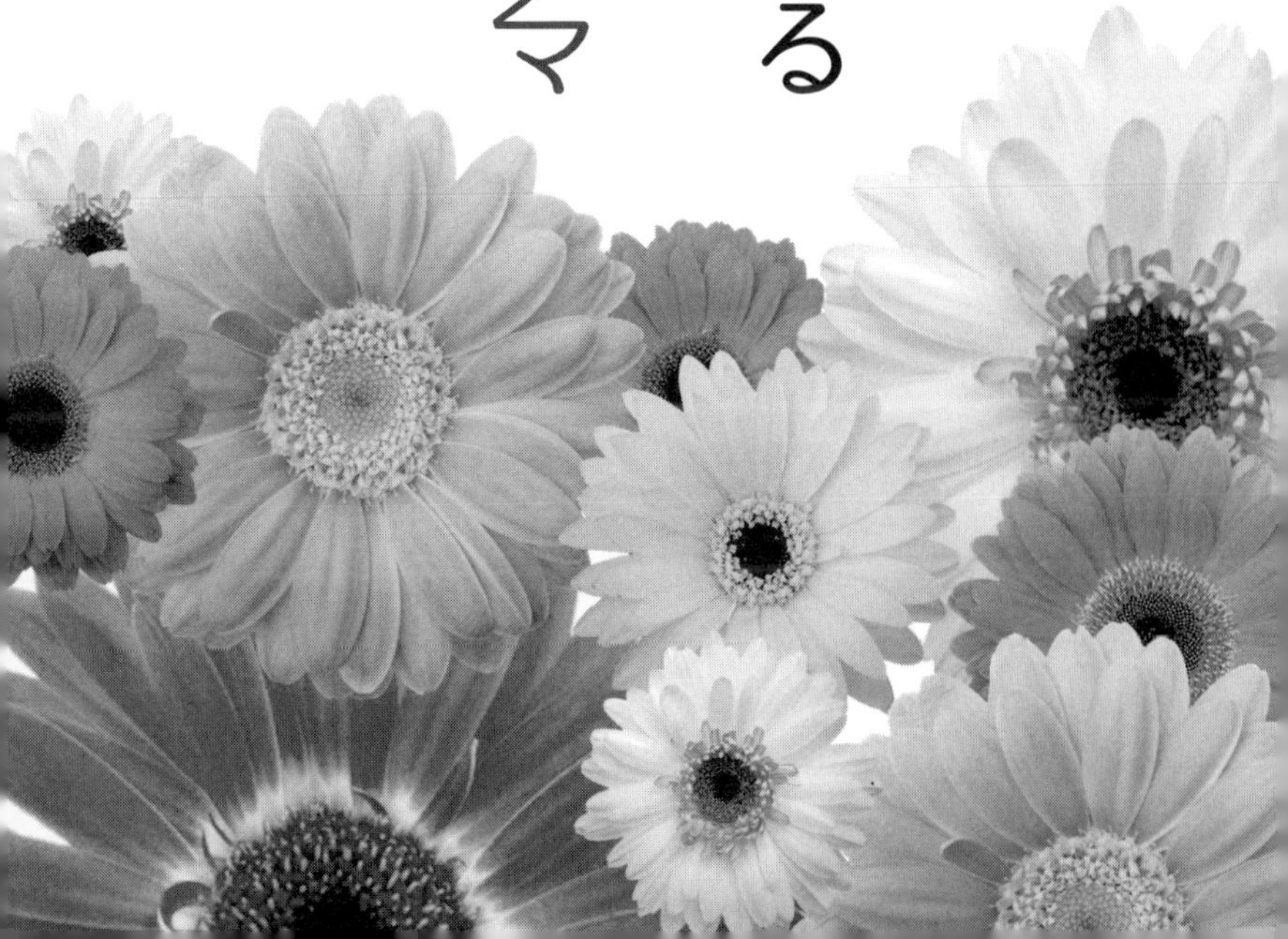

はじめに

「海外派遣自衛官と家族の健康を考える会」は、2017年の発足以降、コンバットストレスや戦争によるトラウマ、PTSDについての知識を広めていく目的で、東京、青森、大阪、札幌、帯広、釧路とシンポジウムを毎年開催してまいりました。2020年、コロナ・パンデミックでそれが叶わなくなり、当会もオンラインへとシフトすることになりました。

オンラインにしたことで、地理的に参加が難しかった方や、さまざまな理由で参加しづらかった方々にも聞いていただけるようになり、医療関係、教育関係、福祉関係、身内に自衛官がいらっしゃる方など多方面からの参加がありました。

本書は、2020年5月から6月にかけて連続3回開催したオンラインシンポジウムの内容に加筆、新たに当会メンバー3人の寄稿と故五十嵐善雄医師（当会共同代表）の遺稿を加えて発刊することになりました。

第I部は「見過ごされてきた戦争トラウマ」、第II部「現代の紛争と自衛官のトラウマ」、そして第III部は「戦争が私たちにもたらす長期的な影響」とテーマを設定し、計10人がさまざまな事例を取り上げました。

語れない当事者をまもるために

当会サイトでは、自衛隊員からの相談を受ける窓口も設置していますが、今のところ当事者からの相談はありません。これは、当初から予想していました。以前から、隊内でカウンセリングを受けていることを上官や同僚に知られたくない、民間のクリニックに行って保険証の記録で職場に知られる可能性があるので行きたくないという話を耳にしていたからです。そうした状況を把握するにつれ、これは周りにいる人たちが当事者の変化に気づいてあげる必要があるのだろうと考えるようになりました。

安全保障法制成立により自衛隊海外派遣における戦闘リスクが高まり、外部での受け皿を早急に作らなければならない。そのためには、コンバットストレス、戦争トラウマ、ＰＴＳＤについての知識をもっと広めなければならない。これが、当会を作るきっかけでした。そして、地方でのシンポジウムを何度か重ねるうちに、隊員の身内の方々からの声が少しずつ届くようになりました。

兵士のトラウマ

「撃たれる前に撃つ」が前提の戦場では、兵士の体験は加害と被害の体験が混在します。

旧日本軍兵士の事例を見ると、加害体験によるトラウマが多く見られるようですが、そもそもトラウマは当事者が語りにくいものです。加害体験を語るというのはさらに難しいことでしょう。あの戦争を生き延びた兵士たちのほとんどが、その過酷な体験を自分の胸にしまったまま戦後を生きたのだと思います。シンポジウム参加者からは、戦争体験のある父や祖父についての理解がようやくできたという声もよく聞かれます。

本書では、戦争のトラウマは戦場に赴いた当事者だけではなく、配偶者や子どもたちも影響を受けることが詳しく書かれています。長い時間が経過すれば、その原因が戦争体験にあるということを突き止めることは難しくなり、戦争トラウマに関する知識と理解をもって向き合うことが大切になってきます。

見えにくい傷跡

戦争がもたらす影響について国民的理解があるとは言えないまま、自衛隊海外派遣は回を重ね、すでに深刻な影響が出ています。イラク帰還自衛官の高い自殺率、南スーダンＰＫＯでも帰還後すぐに自殺の報道がありました。

自殺の原因として、海外派遣との因果関係を認められるケースは少なく、「人間関係」や「借金」とされることがほとんどです。しかし、その「人間関係」の悪化や「借金」をする理由が海外派遣によるストレスではないとは言い切れないかもしれません。海外派遣によるさまざまなストレスが不眠、悪夢、不安、パニック、鬱、アルコール依存症などの症状を引き起こし、それが人間関係を悪化させ、借金をする原因にもなり得る可能性も考えるべきではないでしょうか。

また、もう一つの戦争トラウマとして、爆弾の発生で引き起こされるＴＢＩ（外傷性脳損傷）を取り上げています。ＴＢＩは、昨今の軍事医療では非常に注目されている戦争トラウマです。米政府によると、２０００年以降40万人を超す軍関係者がＴＢＩの診断を受けているとのことです。そして、ＴＢＩは認知障害や身体の障害だけでなく、感情・行動障害（ＰＴＳＤ、不安、うつ）も引き起こし、アメリカでは、ＴＢＩに関連する自殺も増えているそうです。爆発物が原因なのであれば、実戦でなくとも演習においても起きている可能性もあると整形外科医である大竹進医師は述べています。

私たちの願い

自衛隊の海外派遣、あるいは自衛隊そのものについての意見はさまざまあることでしょう。当会のメンバーの中でもそれぞれの考えがあります。本書では、そのことについては書かれていません。あくまでも、戦争トラウマとは何かを理解することに主眼を置いています。私たち「海外派遣自衛官と家族の健康を考える会」は、トラウマやＰＴＳＤの理解を広め、何より高い自殺率を食い止めたいと願っています。

これは、発足当初より共同代表を務めてくださった五十嵐善雄医師（２０１9年8月17日ご逝去）

と神田健策弘前大学名誉教授（2020年4月5日ご逝去）、お二人の想いでもありました。ここに、あらためて哀悼の意を表し、お二人の遺志をしっかりと引き継いでいくことを誓いたいと思います。

本書には、五十嵐善雄先生の遺稿となった論考も掲載しております。統合失調症と診断されていた人が実は戦争トラウマのPTSD症状だったことを発見し、見えない心の傷を抱えた人たちに生涯寄り添ってこられました。

巻末に、当会の紹介や戦争トラウマについての理解を深めるための書籍や映像作品のリストを掲載しております。ノンフィクションやドキュメンタリーだけでなく、文学作品やハリウッド映画も取り上げました。一度ご覧になった映画も、違う視点から観ることができるかもしれません。

本書が、戦争トラウマとどう向き合うべきかを考えるための一助となれば幸いです。

2021年6月17日　イラク北部ドホークにて

「海外派遣自衛官と家族の健康を考える会」共同代表　高遠菜穂子

●もくじ　自衛官と家族の心をまもる　海外派遣によるトラウマ

第Ⅱ部　現代の紛争と自衛官のトラウマ

序　章　当会設立経緯と目的

高遠菜穂子

当会は、筆者の個人的な体験が重なり設立に至りましたので、最初にその経緯を記しておきたいと思います。

自衛隊の街・千歳とイラクの戦場

私は北海道千歳市の出身です。北海道は51個の駐屯地・基地があり、4万人以上の自衛隊員が任務にあたり「北の守り」と言われています。千歳市には、陸上自衛隊第7師団と第1特科団が所在する駐屯地が2つ、航空自衛隊第2航空団の千歳基地があります。人口9万人余りの千歳には、現役の自衛官とそのご家族、退官者を含めた自衛隊関係者が3万人以上います（平成22年版『日本の防衛ダイジェスト』自治体の長からのメッセージ）（「広報ちとせ」2009年2月号）。

市内の公道には「戦車道路」と言われるコンクリートの頑丈で幅広い道路が多く、戦車や装

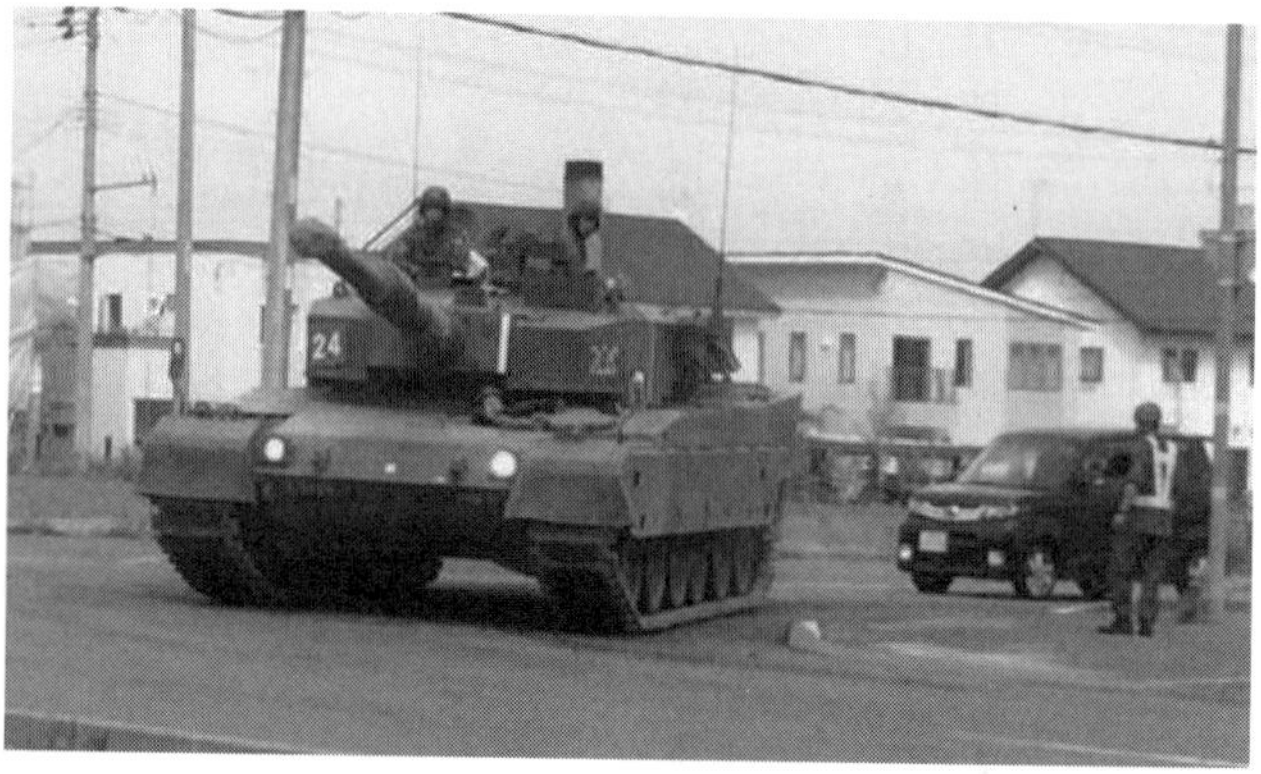

千歳市内では公道を自衛隊の戦車が通行するのが日常の光景となっている（筆者撮影）

甲車が走行します（写真）。子どもの頃、犬の散歩をしている真横を通り過ぎる戦車のキャタピラーを立ち止まって見入っていたものです。現在でも、買い物の行き帰りに戦車の車列に挟まれることは珍しくありません。

実家は、道路を1本挟んで演習場と隣接していました。起床ラッパの聞こえる距離で、ダダダダー！ドーン！という演習の砲弾の音は近く、振動も暮らしの一部のようでした。

小学校は駐屯地、自衛隊官舎とまさに横並びでした。子どもの多い時代でしたので、1学級の生徒数が43～45人程で、クラスでは私ともう1人以外は全員が自衛官の子どもでした。

冬の体育は隣接している演習場まで歩いて移動し、スキーの授業を受けました。演習場の山の半分では自衛隊員もスキーを履いて雪山演習をしていました。週末は色とりどりのアノラックを着た小さな子ども連れの家族で賑わいました。

夕方になると、小学校の周辺は迷彩服を着た友達のお父さんたちが自転車や車で帰宅ラッシュとなります。私にとっては、休みになるとジャージを着てラジオ体操や子ども会をまとめる「町内のおじさん」でした。夏休みには駐屯地で開かれる盆踊り大会に行き、町のお祭りは、夏も冬も自衛隊員が活躍していました。

私が20代の頃には女性自衛官が目に見えて増え、夕方のスーパーマーケットで迷彩服を着たお母さんたちが小さな子どもを連れて買い物をする姿も日常の光景となりました。

このように、私の故郷の原風景の中には自衛隊があります。そんな中で育った私が、大人になってから本当の戦争を知り、「自衛隊撤退要求の人質」とされたのです。どんな因縁でしょうか。本気で運命を呪いました。

イラク戦争後の人道支援と拘束　２００３年５月〜

２００３年３月20日、米英のイラク攻撃開始。４月９日に首都バクダッド陥落。その３週間後、ブッシュ米大統領（当時）の「大規模戦闘終結宣言」を聞いたその日、私は緊急支援のためイラクに初入国しました。「戦闘終結」と宣言されたにもかかわらず、現地入りの翌日には銃弾が飛んでくる事態に遭遇しました。乾いた音にはなじみがありましたが、目の前で硝煙を見たのはその時が初めてでした。戦争がまだ終わってないことをまったく身をもって体験しますが、今思うと恥ずかしい体験もありました。

ある時、バグダッドの街中を歩いている時にドーン！という大きな音と地響きがしました。その時、私はちょっと緊張して歩いたのですが、そのドーン！という音と振動で、一瞬ですが、「あぁ千歳みたい」と和んでしまったのです。周りを見渡すとそう遠くないところに黒煙が上がっており、はっと我に返ったのでした。おそらく現場では死傷者が出ているだろうことは想像に難くありませんでした。

イラクでは本当に様々な体験をしました。壁に残る弾痕や建物を貫いた砲弾の穴。瓦礫の山と化した住宅や黒焦げた建物内部は数え切れないほど見ました。粉々に割れたガラスに混じって、道路に広がる鮮血。棺桶に入れられ運ばれていくご遺体と泣き叫ぶ遺族の顔と声、痛みに耐える流血の負傷者。途方に暮れる人たちと無言で現場を片付ける人たち。

医療ミッションでは、コーディネーターとしてオペ室に入ります。空爆や爆弾などで負傷者が運ばれてくるのをよく見ました。ちぎれた腕や、えぐれた足。弾丸を取り出す場面、医療用チェーンソーで足を切断する場面。手術台の上でその甲高い機械音を、瞬きをしながら聞いていた男性の顔。眼球を失った人、腸や脳みそが飛び出すほど重傷を負った人たちの手術痕。ケロイドの残る顔や体。ニュースでは数字としてカウントされるだけの死傷者ですが、遺族や負傷者のその後は過酷だと思い知りました。頭の中では「演習場と戦場は違う」と分かっていたつもりでいましたが、イラクでの戦場体験でやっと本当にその違いを理解したのでした。

イラク帰還米兵との出会い　2004年12月

私がイラクでの人質事件に巻き込まれたのは2004年4月。帰国してから4か月ほどはほとんど起き上がれない状況になりますが、イラクの友人たちの励ましから一念発起。イラク報告会で日本全国を回りはじめました。

2004年12月、長崎県である米兵との合同講演会に登壇することになりました。舞台上で横並びに座った時、その兵士の隣で奥さんがずっと彼の手を握っているのが見えました。背が高く、胸を張って軍服を着ていただろうその米兵は、地味な私服に背中を丸め、とても弱っているように見えました。そして、自分がどのようにして罪のないイラクの家族たちを殺してしまったかという話をするのでした。それは罪の告白でした。

イラクで会った米兵たちは、最初こそ、フレンドリーに日本語で「コンニチハ、オキナワ、ヤウスベツ（矢臼別。北海道の演習場のある町）」などと話かけてくる兵士もいましたが、次第に治安悪化でピリピリした空気になり、私たち日本人に対しても怒鳴ったり、銃を向けたりするようになりました。「腹ばいになれ！」と言われて、地面に這いつくばったこともあります。長崎で出会った米兵は、本当に兵士なのかと思うほど弱々しくそこにいました。

それまで、イラクでは戦争の被害者である一般市民を支援対象としてその声を聞いてきましたが、長崎でこのイラク帰還米兵に出会い、〝勝者〟や〝加害者〟と言われる米兵たちも、心に傷を負っているのかもしれないと初めて目が向きました。被害者も加害者も関係なく、戦場にいる者の心の傷というもの、あるいは戦争が人に与える影響全般に興味を持ち出しました。

ニューヨーク帰還兵病院　2005年5月

2005年5月、イラク写真展とスピーキングツアーのため米国ニューヨークに行く機会がありました。その時、同行したイラク支援の仲間たちと帰還兵病院のカウンセラーの方にインタビューをすることができました。

アメリカには、帰還兵のケアをする公的な機関として退役軍人省があります。その管轄の病院が帰還兵病院（ベテランズ・ホスピタル）です。病院の外観の写真撮影は制止され、入り口では厳重な荷物検査がありました。がっしりとした体躯の持ち主ばかりの光景は、病院というよりスポーツジムのようでしたが、その誰もが体の一部を失い、歩行器や松葉杖を使って歩いていました。車椅子のホイールを動かす太い二の腕は、厳しい訓練を受け、過酷な戦場を生き延びたことを想像させました。そして、カウンセラーの部屋にたどり着くまでの間に、80～90歳と思えるかなり高齢の帰還兵たちもいることに気づきました。

カウンセラーに挨拶をした後、早速そのことについて尋ねました。「第二次世界大戦、朝鮮戦争、ベトナム戦争、イラク、アフガンなどアメリカがかかわったあらゆる戦争の方が通院しています」という答えが返ってきました。70年経っても治療を必要とする兵士がいるということに驚くと同時に、ならば旧日本軍兵士もなんらかのトラウマを抱えているのではないかという疑問が沸きました。

カウンセラーの方にはPTSD（Post Traumatic Stress Disorder, 心的外傷後ストレス障害）について、どんな症状なのかいろいろ質問しました。不眠や悪夢、フラッシュバックという症状、また「isolation」（孤立感）という言葉が何度も出てきたのが印象に残っています。部屋には様々なワークショップの案内がありました。女性兵士のためのワークショップもスケジュールされていました。イラクやアフガニスタンなどの戦場にはイスラム教徒の女性への尋問なども多いので、女性兵士が多く派遣されるとのことでした。また、近年は前線に志願する女性兵士も増えているそうです。

ニューヨーク滞在中、イラクから帰ったばかりの米兵や、帰国してから平和運動に転じた元米兵の方にお話を聞きました。思い詰めたような彼らの表情が忘れられません。

女性兵士にはお話しを聞けなかったですが、あるドキュメンタリー番組で米軍の女性兵士のPTSDについて取り上げられているのを観ました。イラクに派遣された女性兵士は、戦闘に巻き込まれ、現地の子どもを殺してしまう。帰国後、出産し母親となるが、自分の子どもを見ると涙が止まらない、抱けないということを涙ながらに語っていました（NHKスペシャル「戦場 心の傷②『ママはイラクへ行った』」）。

以降も、機会があればイラク帰還米兵への聞き取りは続けました。途中で連絡が取れなくなるケースもありました。長崎で妻に寄り添われていた米兵は、離婚したと聞きました。帰還兵の自殺が激増し、とうとう戦地イラクでの戦死者数を上回るという報告が出ました。事態は深刻でした。

イラク帰還米兵たちは、私がファルージャの病院を支援していたことやイラクでの人質事件の被害者であることを知ると、急に表情を変えて、「眠れているか？　悪い夢を見たりしないか？」と気遣ってくれました。何度も来日し、日本に骨を埋めたベトナム帰還兵の故アレン・ネルソン氏も、同じようにとても心配してくださいました。そうした会話の中で、私の中でも彼らに共感する部分―戦場に漂う空気、緊張感、いつどこから襲われるかわからない恐怖―があることに気づきました。

ただ、決定的に違うのは、私自身は殺していないという点です。ここはかなり大きいなと感じました。彼らの激しい自責の念は、民間人を殺してしまったという点です。実際に撃ってしまった場合もそうですが、実際に引き金を引いていなくても、通信兵として攻撃拠点を指示したことで、非常に強い罪悪感に苛まれている兵士もいました。前線が曖昧な対テロ戦争は民間人の巻き添えが非常に多くなるのです。そして、従事した作戦や戦争そのものに大儀がないことが、より一層彼らを追い詰めていました。「モラル・インジャリー（良心の傷）」という新しい診断名があることもイラク帰還兵から教わりました。

ニューヨークの帰還兵病院でインタビューをした時から、私の脳裏にいつもあったのは、地元千歳の自衛官の姿でした。海外派遣が増え、任務の拡大となったら、彼らは一体どうなるのだろう。不安はどんどん大きくなっていきました。

私自身の体験 ——家族や周りの人たちの理解

事件から16年経ち、自分のことを客観的に思い返してみたりします。そして、当会にはたくさんの精神科の先生たちがいらっしゃるので、ありがたいことに解説や分析、コメントをいただきます。

私がイラクで拘束事件に巻き込まれた後、帰国後最初の診断は、ASD（急性ストレス障害）でした。私は記憶にありませんが、周りにいた方々からそう聞きました。私が記憶しているのは「あなたはこれから毎日泣くでしょう。いくつもお葬式をあげるように」という医師の言葉だけです。当時は、睡眠導入剤と精神安定剤を服用しても、短時間しか眠れませんでした。ベッドの上で体が抜け殻のようになり、動けなくなった時の感覚は、今思い出しても怖くなります。耳のそばで茶碗が割れるような音が聞こえたり、ふと目にしたり、耳にした言葉で急に涙が止まらなくなったりしました。

意を決してメディアのインタビューを受ければ、誰も米軍の空爆で死んだ人たちのことを聞かず、「よく泣きますね」「本当に怖かったんですか？」など本気で自作自演を疑うような質問を繰り返し聞かれる始末でした。やさしい人たちの悪意のない好奇心にも傷つきました。

私は「生きて帰ってきた」という実感よりも、母国で「死んだ」と感じていました。そして、私の実家は演習場がすぐ近くですので、自衛隊のヘリの音が近づくと心臓の鼓動が早くなり苦しくなりました。事件後5年くらいは、銃で脅される夢を見て、心臓が痛くなるほどドキドキして目覚めることがありました。今も、ごくたまにですが、兵士に怒鳴られる夢を見ることがあります。

最近では、誹謗中傷により自ら命を絶った芸能人のニュースを見た時に、電車の中吊りに載った私の酷い顔の写真と加害者扱いする言葉、脅迫や誹謗中傷が書かれた手紙や、家族の実名とともに「天誅」と大書された縁取りのある葉書、罵声、カメラを持った人たちに追いかけられたことなどを思い出しました。イラクやシリアで人質事件が起きれば、目隠しされたまま引き倒され、喉元に「何か」を置かれたまま唾を飲み込んだ時の緊張感を思い出します。支援の現場で緊張する場面があれば、事件そのものの記憶と日本での記憶が一気に押し寄せます。イラクの事件の記憶と日本の記憶が合体してしまっているようです。では、なぜ私はイラクに関わり続けるのでしょう。

事件から4か月後、家族が「イラクの人たちに会ってこい」と、寝たきり状態で、「殺されればよかった」と口にしていた私の背中を押しました。当時、「元気になってイラク支援を再開した」と報道されましたが、実際は心身ともにフラフラの状態でした。イラク支援の仲間に付き添われ、イラクの隣国ヨルダンに向かいました。

ヨルダンではイラクの人たちが難民としてたくさんいました。大人も子どもも戦争で心身ともに深く傷ついており、PTSDの症状に苦しんでいる人がたくさんいました。ニュースで私の事件を知っている友人たちは「イラク人の苦しみを目と耳だけでなく全身で体験した。あなたは半分イラク人」と私に言い、苦しかった私の気持ちを何も聞かずに理解してくれました。そして、戦争に傷ついた人たちの話を聞きながら幾度も一緒に涙を流しました。

毎日毎日、イラクの死者と遺族の話を集め、伝えるということを繰り返しました。「まるでイタコのようだ」と言われていました。体じゅうがイラクの死者数とエピソードでいっぱいになり、話し出すと何時間でも語ってしまうこともありました。かと思うと、戦争を語ることの苦しさに疲れ、どんなに話しても理解されないというような徒労感もあり、消えてしまいたいという衝動に駆られることもありました。けれど、いつも寸前でイラクの戦争犠牲者の無念さに引き止められました。

私が死ねば、イラクの死者は口を失う。私には生きる責任がある。それが、私が死を選ばなかった理由です。それでも「なぜ私だったんだろう?」と運命を呪ったり、イラクの友人たちに八つ当たりすることもありました。これではいけないとインドで数か月間の瞑想修行に入り、この記憶と向き合った結果、死ぬまでこの記憶を抱えて生きていかなければならないという「あきらめ」のような気持ちを受け入れました。また、事件から5年後の2009年、人質にされた現場であるイラクのファルージャに戻り犠牲者の弔いをしたことで自分自身をやっと取り戻すことができたのでした。苦しい日々でした。

事件の記憶を過去にすることができた後も、紛争地の緊急支援を続けるために、セルフケアは欠かせません。軍隊には、帰還する前にR&R（Rest and Recuperation）という健康回復のための保養休暇がありますが、紛争地で活動する人道支援団体にも同じようにR&Rが設けられています。治安が不安定なところで、時には戦闘が近くで起きることもあり、また、戦争で傷ついた人たちの壮絶な話を聞き続けることで、自分がその体験をしたかのように深く苦しむこともあり得るからです。この「二次受傷」により、現場復帰が困難になる人もいます。私自身も、定期的に現場を離れたり、自分に合った方法でセルフケアをしています。

トラウマからリカバリーするには人それぞれ違う方法があるかと思いますが、これだけは絶対に必要だと思うことがあります。それは、家族や周りの人たちの「PTSDとは何か」という理解です。

事件から何年も経ってから、私は実家でPTSDについての資料を発見しました。なぜこのような資料が家にあるのか家族に尋ねると、事件当時、札幌の精神科の先生方が家族のサポートとして入ってくださり、PTSDとは何か、ASDとは何か、トラウマの症状はどんなものがあるか、フラッシュバックとは何かなど、帰国後のケアについて資料をもとに家族にレクチャーしてくださっていたということでした。

家族にとっても事件そのものがトラウマになるような出来事であった上に、段ボール何箱もの脅迫状や誹謗中傷の手紙を送りつけられ、外に出れば罵声を浴び、精神科や心療内科にかかるような状況もありましたが、理解があったことでお互いに支え合うことができたのだと思います。

当会が、自衛官本人だけではなくて、そのご家族や周りにいる友人・知人、パートナー、同じ町内などコミュニティの人たちに広く戦争トラウマやコンバットストレス、PTSDについて知ってほしいと呼びかけるのは、周りの人たちの知識・理解があることが、自殺防止に繋がると考えているためです。

蟻塚先生との出会い　2013年冬

2013年、沖縄戦のPTSDについて論文を書かれた蟻塚亮二先生を訪ねました。先生は、東日本大震災の後、福島でクリニックを開いていました。戦争トラウマについてお尋ねすると、蟻塚先生は日本では戦争トラウマに関する研究は非常に少ないとおっしゃいました。先生は、イラク帰還自衛官の自殺に関する新聞記事の切り抜きなどを取り出しながら、少ないながらも非常に貴重な調査をされている研究者や、旧日本軍兵士の戦争トラウマの症例を書いている精神科医のお名前を挙げてくださいました。

イラク派遣自衛官の家族に関する論文を発表した福浦厚子先生、精神科医の五十嵐義雄先生、旧日本軍兵士の戦争神経症について研究していた中村江里先生です。その後も素晴らしい先生方をご紹介いただき、当会発足へと繋がっていきました。

安全保障法制成立　2015年9月

2015年、国民の大きな反対を押し切って安全保障法制が成立します。集団的自衛権の拡大解釈で海外派遣自衛官のリスクが一気に高まりました。自分を守るにしても、誰かを守るにしても、引き金を引く確率がぐんと高くなったということになります。つまり、ターゲットになるリスクも高まったということになります。

前述しましたとおり、前線が曖昧な対テロ戦争では民間人の巻き添えが非常に多くなります。万一、自衛官が発砲した時、戦闘になった時、民間人を殺めないとは言い切れません。いよいよ日本でも海外派遣自衛官と家族の健康を守る医療支援の会が必要な時が来てしまったのでした。

当会発足　2017年1月

2017年1月、精神科医を中心に、看護師、カウンセラー、研究者、自衛隊の問題に詳しいジャーナリストなど32名で「海外派遣自衛官と家族の健康を考える会」を立ち上げました。

当会発足の記者会見で私が一番訴えたのが、「人道支援の立場から設立し、医療支援の団体として活動していく」ということでした。

イラクの医師たちは「敵だろうがなんだろうが目の前の命を救う。それが医療者だ」とよく言っていました。最前線で活動する海外からの医療チームも「たとえ運ばれて来た負傷者がIS戦闘員だとしても、私たちは命の選別はしない」と語っています。

日本では自衛隊に対しては様々な意見があるでしょう。当会のメンバーが皆同じ考えを持っているとも思いません。しかし、当会設立にあたっては、個々の思想信条は脇に置き、あくまでも人道支援の立場から自殺を防ぐための医療支援の団体として活動していくことを確認し合いました。

第Ⅰ部

見過ごされてきた戦争トラウマ

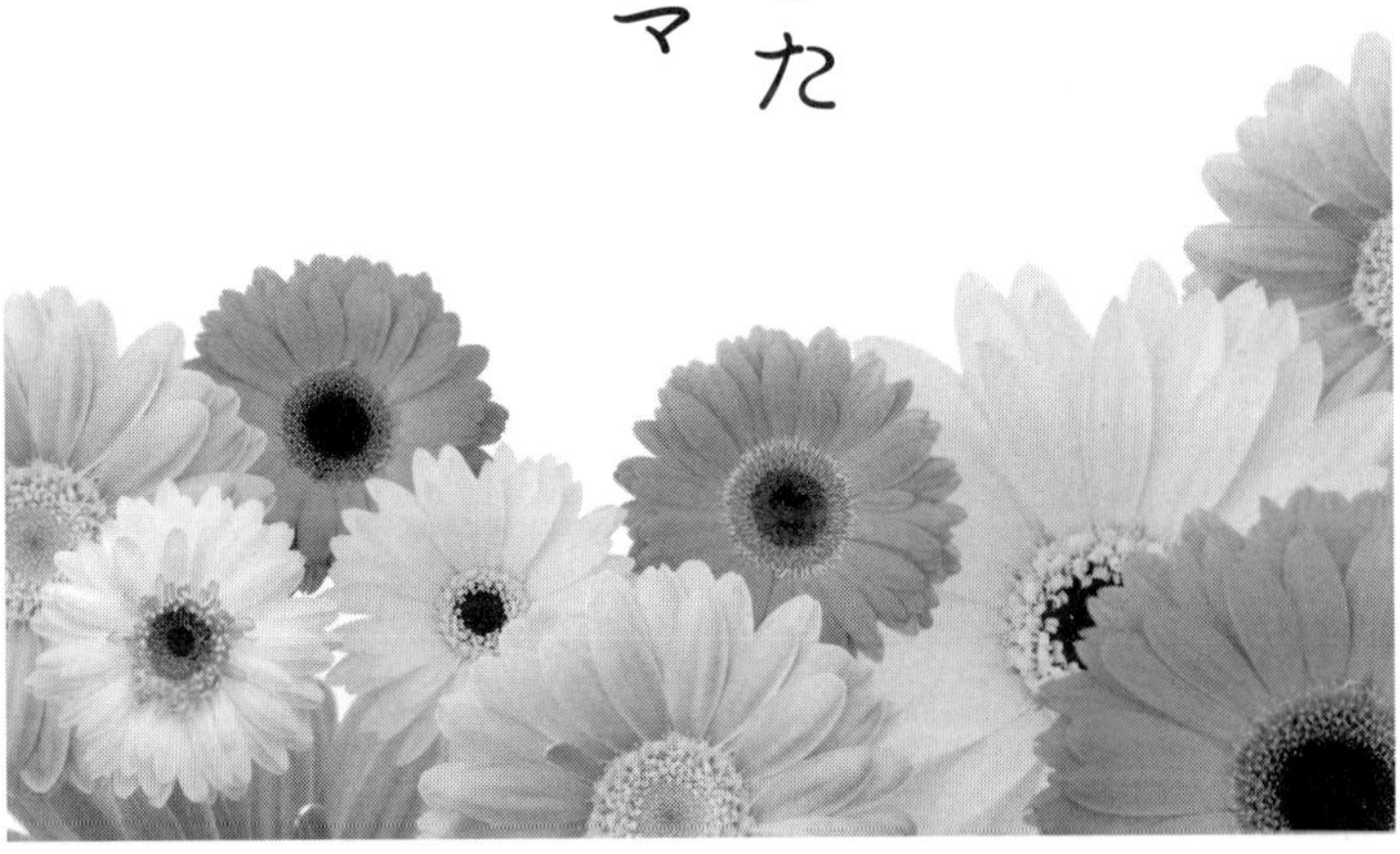

第1章　アジア・太平洋戦争と戦争神経症

細渕　富夫

はじめに

ここでは、アジア・太平洋戦争において日本陸軍兵士に見られた精神疾患、特に戦争神経症についてお話しします。私の専門は障害者心理学ですが、大学院の頃、福島の精神病院で心理士の仕事を3年ほど経験し、統合失調症やうつ病の患者さんと係わる中で精神医療史に興味を持つようになりました。その後、埼玉大学に勤めるようになり、「戦争・軍隊と障害者問題」を研究していた同僚の清水寛教授（現名誉教授）を通じて、戦時中の精神神経疾患兵士の病床日誌が現存することを知りました。清水先生は、NHKの朝の情報番組で、病床日誌（診療記録、カルテ）の存在を知ったそうです。その番組は、千葉県東金市にある浅井病院の院長・浅井利勇先生（元・国府台《こうのだい》陸軍病院軍医）が、当時の下総療養所に保管されていた戦時中の精神疾患兵士の病床日誌8002冊を全てコピーし、それを分析・考察した『うずもれた大戦の犠牲者―国府台陸軍病院・精神科の貴重な病歴分析と資料―』（浅井利勇編著、1993年）を出版したことを報じたものでした。

清水先生はこの番組を見て病床日誌（複写版）が残されていたことに驚き、さっそく浅井先生と連絡を取り、病床日誌を見せていただいたそうです。浅井先生は病床日誌のコピーを2部作成し、一つは疾患別に分類し、もう一つは退院順に整理・保管していました。しかし、知的障害者については分類・整理されていなかったことから、私たちはすべての病床日誌を点検して知的障害（精神薄弱など）の診断がついた病床日誌を拾い出し、コピーをとらせていただきました。その過程で戦争神経症類縁疾患（ヒステリー、神経衰弱、反応性精神病）の病床日誌の記述を目にしました。そこには、戦場で戦う兵士が病に倒れていく経緯がリアルに記述されていました。そこで私たちは、知的障害兵士に加えて戦争神経症兵士の症例も分析することにしました。ここでは、戦時中に陸軍で発症した精神疾患兵士、なかでも戦争神経症についてお話しします。

戦争神経症とは

『精神医学事典』（弘文堂、2001年）によれば、戦争神経症は「軍隊内に発生した神経症の総称。一般の神経症と学問上は同じ。日本では1945年まで戦時の軍隊に発生したとして戦時神経症の名称を採用」したとあります。軍隊内で発生したというと、前線で発生した戦闘反応だけが戦争神経症ということになりますが、通常はもっと広く、兵站基地あるいは内地で発生した神経症も含んだ名称です。つまり、軍隊・戦争という特殊な環境に適応する過程で発生した神経症と理解すべきだと思います。

当時の診断名としては、戦争神経症が用いられることはなく、ヒステリー、臓躁病、神経衰弱、反応性精神病が用いられており、これらをまとめて戦時神経症と称していたようです。英語ではWar Noirosis、ドイツ語ではKriegsneuroseと呼ばれています。

戦争神経症は、なぜ、どのように発生するのか。現在の精神医学はストレス理論によって説明しています。近代になって戦闘が激しさを増すにつれて、人間のストレス耐性を越えた戦場環境が生み出され、そこで精神を病んでしまうのだと理解されています。高性能爆薬の開発、戦車などの重火器の登場、航空機による爆撃、長引く塹壕戦、毒ガス戦などの過酷な戦場環境による耐えがたいストレスによって兵士が倒れてしまうのだと考えられています。

戦争神経症の歴史

では、戦争神経症の歴史を概観しておきましょう。戦場において、兵士が特に身体的損傷がないにも関わらず戦闘不能状態に陥るわけですが、それが精神疾患と認識され、戦闘状況などと結び付けられたのは、おそらく20世紀初頭のことです。古くは17世紀にスイスやスペインで「郷愁（nosutalgia）」なる戦闘不能状態が記録されています。これは兵士が兵役により居住地を離れ戦場に送られたためと理解されていました。

19世紀のナポレオン戦争やアメリカ南北戦争でも同様な戦闘不能状態に陥る兵士がいて、これも徴兵による「郷愁」とされていました。19世紀の後半になると原因不明の戦闘不能状態は身体的な疾患として理解されるようになりました。たとえば、クリミア戦争では、心臓の不規則運動、動悸などの心臓疾患と結びつけて解釈されました。

原因不明の戦闘不能状態が精神医学と結びつくのは、後で取り上げますが、日露戦争からだとされています。日本でも精神病学の基礎を築いた東京帝国大学教授の呉秀三らが精神疾患兵士について報告しています。

砲弾病（シェル・ショック）

戦時の精神疾患という認識が広く共有されるようになったのは、第一次世界大戦以降のことです。第一次世界大戦は、かつて人類が経験したことのない大規模な大量殺戮戦争です。機関銃や戦車、そして航空機による爆撃が大量の戦死者を生み出し、長期にわたる塹壕戦が兵士の精神を破壊し、外傷がないのに戦闘不能になる兵士が続出しました。イギリスでは、開戦後1年ほどの間は原因不明の戦闘不能状態は兵士の「士気」の問題だとされました。フランスの前線では300人以上の兵士が「臆病者」との罪状で死刑判決を受け、346人が処刑されたと報告されています。しかし、戦争の長期化に伴い、類似した精神疾患が多発し、「砲弾ショック」

(Shell Shock) という名称が用いられるようになりました。当時「砲弾ショック」と診断された兵士たちは砲弾や何らかの物理的な刺激による強烈な爆風により一種の脳振盪状態に陥り、その結果心神喪失となり震えが止まらなくなったり、歩けなくなったりするのだと信じられていました。これは、器質性が前提となった概念ですが、この砲弾ショックが機能性、つまり心理的機能障害であるという認識が生まれ、「戦争神経症」という概念で整理されたのは第一次世界大戦の後半になってからとされています。

このように、戦闘不能になる兵士は、開戦当初、臆病だからとか、戦場となっている前線から逃げるための詐病だとか言われていましたが、後に兵士が戦闘に耐えられなくなるのは、正常な心理的反応であり、一般の傷病兵と同様に扱われるようになりました。

戦争神経症の原因と予防

戦争神経症が一般の神経症と同じく心因性の疾患であることは、第一次世界大戦後に確立されました。ただ、一般の神経症に比べると、神経症素因の影響もありますが、その発症には環境要因が強く働いていることは間違いありません。また兵士たちの置かれている文化・社会的背景も無視できません。要するに戦争神経症は、社会文化的背景、戦闘ストレス、部隊内の圧迫、神経症素因などが複雑にからみあって発症すると言えます。

第一次世界大戦後、戦争神経症の発症原因についての理解が進むにつれて、その発症を予防する対策も検討されてきました。第二次世界大戦では、「即時」、「近接」、「期待」という、戦闘地域での治療原則により、神経症の慢性化を防ぐ対策がとられました（目黒、1967年）。この原則は、戦争神経症状態に陥った兵士は直ちに前線の近くで休息させ、再び戦闘に復帰することが可能であると、励ましや助言を与えるものです。こうすることにより、戦争神経症の慢性化を防ぎ、再び戦闘に戻れる可能性が、後方の病院に送るよりもずっと高くなるそうです。ベトナム戦争帰還兵に見られた慢性化した戦争神経症の病態や予防・治療については、ここでは触れません。

日本における戦争神経症の研究

先ほど述べましたが、日本における戦争神経症の研究はおそらく日露戦争からです。岡山医学専門学校教授・荒木蒼太郎による『日露戦争戦病記録』と東京帝国大学教授・呉秀三による『日露戦役中余ノ実験セル神経障碍礙ニツ就キテ』があります。お二人の先生とも精神疾患患兵士を診察したうえで、戦時の軍隊における戦争神経症をはじめとする精神疾患の重要性を指摘しています。

アジア・太平洋戦争期には、後述する国府台陸軍病院において、全国の帝国大学・医科大学から集められた若手で優秀な精神医学研究者らによる組織的な研究が行われています。その成果は当時の軍医団雑誌などに継続的に報告されています。また、終戦間際の1945年3月には、東京帝国大学の教授・内村祐之と秋元波留夫は『戦時神経症に関する綜説』という報告書を陸軍省に提出しています。

国府台陸軍病院の設立——精神神経疾患兵士のための特殊病院

国府台陸軍病院は、現・国立国際医療研究センター国府台病院の前身であり、その起源は古く明治5年に兵学寮に設けられた病舎に遡ることができます。1899年、「病舎」は国府台衛戍病院となり、国府台付近の部隊の患者の収容・治療と衛生材料の保管・供給を業務としていました。そして1936年に国府台陸軍病院と改称されました。1937年、小泉親彦陸軍省医務局長は第一次世界大戦の視察経験から学び、戦傷病の研究や診療体系の総合対策をたて、その一環として、国府台陸軍病院を精神神経疾患に罹患した兵士のための特殊病院としました。全国の医科大学などから国府台陸軍病院に集められた精神科医はのべ約50人ほどですが、同病院の軍医であった斎藤茂太の回想によれば、優秀な精神科医ばかりで、毎月のように研究会や症例報告会が開かれていたそうです。

収容された精神神経疾患兵士

病院長だった諏訪敬三郎は戦後すぐに、「今次大戦に於ける精神疾患の概況」（『医療』第1巻4号、1948年）という論文で陸軍における精神神経疾患について総括しています。その報告によれば、終戦までに国内外から国府台陸軍病院に入院した精神神経疾患患者の総数は1万4544人となっています。疾患一覧の内訳を見ると、頭部戦傷（外傷）、中毒精神病、症状精神病など大きく16の診断名が登場します。戦争神経症という診断名はありません。この中で諏訪が戦争と本質的に関係の深いものとして挙げているのが、脳損傷（頭部損傷による精神疾患）、症状精神病（伝染病などによる精神疾患）、心因性疾患です。

このうち心因性疾患は、ヒステリー、反応性精神病、神経衰弱など心理的要因で起こる精神疾患であり、これが戦争神経症と考えられています。特にヒステリーは全期間を通じて収容患者全体の11・5％を占めていて、精神分裂病（統合失調症）41・9％に次いで高い比率となっています。

ヒステリーは「臓躁病」とも呼ばれていましたが、感覚や知覚・認知の障害、あるいは運動制御の困難・喪失（麻痺、筋委縮、緘黙、不眠、震え、歩行障害、記憶障害など）が診断基準です。ヒステリーが発症すると、突然倒れて歩けなくなったり、震えが止まらなくなったりして戦闘不能に陥りますが、一見すると詐病のように見えることから、精神疾患を専門としない前線の軍医によっては詐病との鑑別診断が難しく、そのまま放置されてしまった兵士も多いのではないかと思います。

終戦前夜の国府台陸軍病院

戦局の悪化とともに、内地還送された陸軍の戦傷病患者のうちで、精神疾患患者が占める割合は増えていきました。1945年になると、内外から国府台陸軍病院へ還送される兵たちにも変化が起こります。病院船の運航自体が困難になり、広島陸軍病院や小倉陸軍病院経由の内地還送患者の集団入院が激減するとともに、東京周辺の航空部隊からの患者が増えていきました。同病院の元軍医で作家としても有名な斎藤茂太は当時の状況について回想し、「逃亡兵の精神鑑定や、演習中に銃剣をなくしたり、立入禁止の場所で憲兵に見つかったりした直後から意識障害をおこし、朦朧状態に移行する如き症例、また基盤に精神薄弱が存在する症例、対空戦闘による驚愕反応等心因性のものが増加し、兵士の資質の低下が表面化してきて、我々は心細い思いにかられた」と述べています。

戦局はさらに厳しくなり、米軍機による空襲も激しくなりました。そこで病院内の至る所に防空壕が掘られました。また、九十九里浜からの米軍上陸も想定し、巨大なトンネル式地下壕が東部軍によって里見の山の下に構築されたそうです。

終戦直後の国府台陸軍病院 ——焼却命令に抗して隠された病床日誌8002冊

終戦直後の国府台陸軍病院の様子ですが、軍医たちは患者の動揺を心配したようですが、「事態は予想に反して平穏」であり、一日も早く家に帰りたいと思っている者ばかりだったようです。逃亡する患者も増えてきたので、退院時に「持たせてやるいわゆる『お土産』(飯盒、軍靴、地下足袋などの生活用品・衣料品)を、衛生兵にかつがせて病室を一まわりさせたところ、逃亡が減ったようだ」と元軍医の新井尚賢は回想しています。

終戦とともに、国府台陸軍病院にも全ての病院資料の焼却命令が下りました。新井は焼却時の様子を次のように語っています。

「東部軍司令による軍事機密書類の焼却が院庭で始まった。山と積まれたこれらの書類が炎々と燃える焰を見つめながら院長以下無言のまま深い感慨にひたった」

ところが、病院長・諏訪敬三郎の判断により、戦争神経症の貴重な記録である病床日誌は焼却せず、ドラム缶につめて病院の庭に埋めて隠されました。おそらく病院の庭にあった防空壕が利用されたのではないかと思います。数年後、掘り出されて国立国府台病院の資料室に保管され、厚生省からの軍人恩給に関する調査・照会に利用されてきました。その後病床日誌は下総療養所(現国立病院機構下総医療センター)の図書室に移され、現在も保管されています。浅井利勇先生はこれをコピーしたわけです。

戦争神経症患者の概況

残された病床日誌8002冊のなかで、戦争神経症類縁疾患は「臓躁病（ヒステリー）」「反応性精神病」、「神経衰弱」という病名で、その合計患者数は1372人です。もっとも患者数の多い疾患は「臓躁病（ヒステリー）」なので、ここでは臓躁病について取り上げます。臓躁病（ヒステリー）として整理された簿冊に見られる診断名は実に43種もあり、全体の7割が「臓躁病」、次いで「心因性反応」、「解離性反応」となっています。これらの診断名をまとめて〈ヒステリー〉とすると、その患者数は805人となります。そのうち還送患者は680人、直接収容患者は125人でした。浅井先生の報告によれば、発症時の状況を見ると、外地での通常勤務中が655人で、戦闘中は9人にすぎませんでした。また、発症時の症状では頭痛がもっとも多く、次いで昏眠、痙攣、不眠といった症状が見られたようです。さらに入院中の病状では「抑うつ状態」が最も多く、次いで「意識障害」「知的障害」の順でした。

戦争神経症の類型

戦争神経症の類型は、第二次世界大戦やベトナム戦争などの経験から外国でもいくつか報告されています（井上・福間、1985年）。類型は、一般にその発症要因や症状などから区分されます。日本陸軍の戦争神経症の予後調査をした目黒克己は、以下の4類型を挙げています。

① 不安によって正常者に生じる精神身体反応

戦場に送り込まれた兵士は実戦を経験する前に、それを予期した不安定な心理状態に置かれます。訓練に耐えられるかどうかの不安、敵襲への不安、上官の制裁への不安、任務を遂行できるかどうかの不安、これら一連の不安が兵士の心に重くのしかかってきます。戦闘状態になれば、銃撃・砲撃による死の不安が高まり、強い自律神経反応を引き起こします。これは情緒的緊張を伴う正常な生理的反応であって、平時の一般市民の不安状態と同じものです。症状としては、心拍亢進、全身の震え、脱力感、尿失禁、嘔吐などです。ただ、その強さが違います。たとえば、尿失禁や便失禁のような症状は一般市民ではめったに見られません。

② いわゆる「破綻点」に達したもので、戦闘消耗とか急性戦闘反応と呼ばれているもの

激しい戦闘が昼夜の別なく長期間続いた場合、屈強な兵士もついに耐えられなくなります。この限界に達した時が「破綻点」です。身体的な疲労もありますが、戦闘行動中の継続的かつ強い緊張状態により破綻点に達し、ついに戦闘不能に陥ってしまいます。これは戦闘消耗とも呼ばれています。初期症状としては睡眠障害が顕著で、神経過敏状態になります。こうした過敏状態が続くと、驚愕反応が顕著になり、わずかな音にも飛び起きたり、身構えたりします。感情の抑制も困難となり、粗暴なふるまいから上官による身体的制裁が増えたり、同僚とのト

ラブルが増えたりします。

③ 神経症素因が強く働いているもの

平時に見られる一般的な神経症と同じものです。この場合、戦争という環境に置かれなくても通常の社会生活におけるストレスでも発症していたと考えられています。

④ 後方で見られる戦争神経症

前線で受けた外傷や疾病が契機になって神経症を発症する場合があります。これは外傷神経症や災害神経症と呼ばれているもので、今日ではいわゆるＰＴＳＤとして理解されているものです。

発症状況・経緯による類型化

私たちは患者本人ではなく、軍医の記載した病床日記、つまり診療記録（カルテ）を通してしか症状を把握できません。そこで、病床日誌の第壱号紙にある原因経過を記した部分の記述に基づいて、比較的詳しく記載されることの多い発症状況・経緯から次のような類型化を試みました。まだ神経症全てのカルテを分析できていませんので、どの類型が最も多いかを示すことはできません。

①戦闘行動での恐怖・不安によるもの（戦闘恐怖）
②戦闘行動での疲労の蓄積によるもの（戦闘消耗）
③軍隊生活への不適応によるもの（軍隊不適応）
④軍隊生活での私的制裁によるもの（私的制裁）
⑤軍事行動に対する自責感によるもの（自責感）
⑥加害行為に対する罪悪感によるもの（加害罪悪感）

戦争神経症兵士の症例

紙数の関係で各類型について症例を示すことができないので、特徴的な症例について紹介します。

【症例1】戦闘恐怖

神奈川県出身のある歩兵上等兵の患者は、1937年9月に歩兵第49聯隊に入隊し、中国中部方面に出征しました。同年10月江蘇省宝山県江家宅でクリーク渡河戦に参加中に敵の追撃砲が近くに落下し炸裂、「ショック」により一時的に「失神状態」になったものの、しばらくして意識を回復しました。その後数回「精神錯乱の発作」がありましたが、沈静時は勤務に支障はありませんでした。１９３８年7月、「早朝突然精神発揚シ沈静ノ見込ミナキ」により、上海第一兵站病院に入院しました。入院中彼は次のように語っています。

「前線ヨリ上海集結ノ為メ来ル間耐エズ分隊長ヨリ殴打サレ苛メラレシコトガ残念デ病気ニナリシ」

「苛メラレタカラ頭ガ悪クナッタ、自分ハ悪クハナイ、分隊ノ者ガ皆悪イノダ」

この兵は上官から私的制裁を受けたことが原因で発症したと考えていたようです。

最初の発作について、7月25日に上海の軍医との間で交わされた問答も記録されています。

「以前ハ戦場デ恐怖症ニカ丶リ失神シタトイウガ如何」

「ソンナ馬鹿ナコトガアルモノカ、冗談イッチャ困リマス。一度モソンナコトハナイ。弾丸ガイクラ来ヨウトモ少シモ恐ロシクナカッタ」

「事実証明書ニハ恐怖症ノタメ失神シ狂ッタコト数回アルト書イテアルガネ」

「ソンナコトハ皆嘘デス。絶対ニアリマセン」

「弾丸ガ恐ロシクナイ者ハ一人モイナイヨ、誰デモ恐ロシイノガ普通ダ。ソレヲ皆我慢シテル間ニ次第ニナレテ来ルノダ。ソウダロウ。初メハ恐ロシカッタロウ」

「エー左様デス。上陸シタバカリノ時ニソンナコトガアリマシタ」

「其ノ時ニ腰ヲヌカシタロウガ」
「ソンナ馬鹿ナコトガ…」
「ソンナコトヨリ早ク帰シテ貰エバヨイノデス 家族モ待ッテイマスカラ、帰還命令ガ出テルノデスカラネ」

このような症状から担当軍医は内地還送を決定し、広島、甲府の各陸軍病院を経て、国府台陸軍病院に入院し、解離性反応と診断されました。このように砲弾炸裂による明らかな戦争神経症ではあっても、兵士はそのことを認めれば臆病者とのそしりを受けるため、頑なに認めない。そして家族のもとに帰りたいと願っています。この兵士の前職は鉄道員です。家族とともに平和に暮らしていた生活から切り離されること自体、大きなストレスだったと思います。戦闘での死の恐怖はさらに望郷の念を強め、戦闘意欲を失ってしまいました。しかも、そこに分隊長からの私的制裁まで加わり、戦闘不能になったということだと思います。

【症例2】罪悪感

山形県出身のある歩兵上等兵の患者は、1937年8月に歩兵第32聯隊に応召し、中国北部方面に出征しました。前職は郵便局員で、診断名は精神解離症となっています。1938年6月新郷にて赤痢に罹患し、野戦病院で治療するも急治の見込みなく石家荘兵站病院へ転送されました。そこで内地還送が決定しました。病院船のなかで不眠、頭痛、神経衰弱症状を呈し、大阪陸軍病院に入院。赤痢は治癒したものの「精神乖離症」へ転症し、8月16日に国府台陸軍病院に転送されました。

国府台陸軍病院での診療記録には、次のような加害行為による罪悪感が記録されています。

8月16日「態度動作ヤヤ遅鈍ナリ／極メテ低声ニ語ルモ可親的ニシテ応答ハ尋常／ヨク問者ニ反応ス／山東省ニテ良民六名殺シタルコトアリ／之ガ夢ニ出テウナサレテナラヌ／又廊下ナドデ誰カニナグラレソウナ気ガシテソットヨケテ歩クトイウ」

8月31日「河北省ニ居タ時隣接部隊ガ苦戦シ自分ラガ応援ニ行ッタ／隣接部隊ノ兵ガ沢山死ンデイタ／ソノ時部隊長ノ命デ付近ノ住民ヲ7人殺シタ／銃殺シタ／ソノ後恐ロシイ夢ヲ見、自分ガ正規兵ニ捕ラワレタリ部落民ニ捕ラワレタリ／又殺シタ良民ガウラメシソウニ見タリスル／略」

11月13日「昨年12月頃ニ山東省デ部隊長命令デ部落民ヲ殺セシコトガ最モ脳裏ニ残ッテイル／特ニ幼児ヲモ殺セシコトハ自分ニモ同ジ様ナ子供ガアッタノデ余計嫌ナ気ガシタ」

この兵は山東省と河北省で、部隊長の命令とはいえ、多くの住民、非戦闘員を殺してしまいました。最初の殺害行為は応召からわずか4か月後のことです。山形で郵便業務をしながら平和的に暮していた生活から突然人を殺せと命令される、そのストレスは極めて大きいものです。

まして子どもまで殺してしまったことから罪悪感に苛まれ、発症に至った経緯がうかがえます。戦闘中とはいえ、こうした残虐行為は悪夢やフラッシュバックとなって長く兵士を苦しめることになります。

戦後社会のまなざし

戦後になると先に述べたように、国府台陸軍病院の院長であった諏訪敬三郎が陸軍における精神疾患について総括しています。また、目黒克己は1962年に国立国府台病院へ転任してきて、いまだに戦傷病者が入院していることを知り驚くとともに、戦争神経症患者を受けもったことから、戦後20年を経た戦争神経症患者176人の予後調査を行っています。その結果、必ずしも社会に適応できていない「社会不適応群」が18・3%、まだ神経症が治ったとは考えていない「未治群」が25・0%いました。合わせると、全体の約43%が戦後20年たっていても、何らかの問題を抱えて生活していることが分かりました。

目黒の調査研究以降、日本では戦争神経症の学術的研究はほとんど行われてきませんでした。わずかに、新聞記者の清水光雄による『最後の皇軍兵士 ―空白の時、戦傷病棟から』（現代評論社、1985年）、ジャーナリストの吉永春子による『さすらいの〈未復員〉』（筑摩書房、1987年）などのルポルタージュがありますが、研究書としては野田正彰『戦争と贖罪』（岩波書店、1998年）が戦争神経症にふれている程度です。この背景について目黒は、アジア・

太平洋戦争への深い反省からくる戦後社会の反戦ムードの高まりや戦争に関わることへの拒否感情等により、戦争神経症研究は顧みられなくなったと指摘しています。

復員兵と戦争（戦地）ボケ

戦後日本社会において、医学研究の対象としての戦争神経症はほとんど取り上げられていませんが、郷里に戻って精神的変調をきたした復員兵は少なくありませんでした。彼らには「戦争ボケ」という言葉が用いられていました。映画作品の中でこうした帰還兵が描かれていることがあります。

たとえば、1952年に公開された『本日休診』（渋谷実監督）です。あらすじを紹介します。舞台は戦後間もない下町の三雲医院。戦後再出発してから丸1年の記念日、三雲医院は「本日休診」。院長の八春先生はこの機会にゆっくり昼寝でと思っていた矢先、婆のお京の息子勇作が例の発作を起こしたという。勇作は元陸軍中尉で、長い軍隊生活の悪夢に折々うなされ、八春先生はそのたびに部隊長となって号令し、部下の気気持ちを鎮めてやらなければならないのでした。「本日休診」にもかかわらず、いろいろな患者が運び込まれてきます。「本日休診」は、医師の多忙な一日を通して、戦争の影をひきずりながら懸命に生きる庶民生活を描いたものです。

映画に描かれた復員兵

この映画は、上映中、幾度も笑いが起こるほど娯楽性にとんだ映画でしたが、私にはそこに描かれた終戦直後の市井の人々の暮らしぶりがとても興味深いものでした。使われなくなった貨車の中で生活する子だくさんの家族、砂利運搬用の船で生活する水上生活者一家など、医療費を払えない貧しい庶民の暮らしが描かれていました。

とりわけ観客の笑いを誘っていたのは、戦争で精神を病んでしまった復員兵、いわゆる「戦争ボケ」になった元中尉の奇行でした。彼は今なお戦地にいると思い込んでおり、ケガをした雁を航空兵と思い込んで医者に診せたり、「中隊長」となって誰彼かまわず命令を下したりします。状況が理解できない通行人が無視すると殴りつけたり、もらった饅頭を「恩賜の菓子」と思いこみ恭しく扱ったりします。

この元中尉・勇作を演じていたのは三國連太郎です。勇作が暴れて母の言うことを聞かなくなった時は、院長が部隊長となって「敵前迂回作戦」を下命します。すると元中尉の乱暴な行動はピタッと治まります。そこで、タイミングよく隣家のおばちゃんが消灯ラッパの物まねをすれば、さっと帰隊（帰宅）するのです。彼は戦争神経症兵士だと思われます。周囲が「狂人」として押さえ込めば、異常行動はさらにエスカレートします。映画の中の医師のように、戦後庶民は元兵士の突拍子もない言動に戸惑いながらも決して見下したりせず、暖かく包み込み共生可能で自然な対応を見つけ出していたのかしれません。この映画は、パニックが治まった元中尉の足下で、老いた母がしがみついて泣いている場面で終わります。

娯楽映画に登場するほど「戦争ボケ」（戦争神経症）の元兵士は多かったのでしょう。元中尉の奇行を笑う現代の観客のなかで、この母の悲しみ、戦争で取り返しのつかないこころの傷を負った家族を抱えて生きる苦しみ、くやしさに気づいた観客は少ないでしょう。1952年当時、こうした戦争神経症を抱えて苦しんでいる元兵士とその家族は珍しくなかったのだと思います。

おわりに　――リアルな戦場体験を伝えていくこと

戦争と精神疾患の関係は、アジア・太平洋戦争以前から日本の軍事医学のなかで問題とされていました。たとえば日露戦争における戦傷病に関する研究報告である陸軍省編『明治三十七八年戦役陸軍衛生史』（1924年）の第5巻で「精神病」が取り上げられています。

軍隊において精神疾患がなぜ重視されたのか。それは歴史学者の中村江里によれば、「たとえ少数であっても軍隊の士気や統率を乱す存在だと考えられたから」（中村、2018年）です。陸軍上層部が恐れたのは、その患者数というよりもむしろ、上官の命令に背いたり（抗命）、逃走、窃盗、詐病、自殺を企てる兵士が続出することです。戦争神経症との関係では、詐病との鑑別診断が特に重視されました。詐病が横行すると、それが厭戦気分と結びつき、燎原の火のごとく部隊内に伝染が発生してしまうからです。

戦後75年が過ぎ、戦争体験の記憶は日々遠ざかり、「戦争」とはいかなるものであるかを知る機会が急速に失われつつあります。戦闘や空爆により兵士や市民がいかなる心的外傷を受けたか、そのリアルな戦場体験を伝える証言・資料は身近なものではなくなっています。病床日誌の研究は15年以上前に発表したものですが、あまり注目されませんでした。しかし、近年日本が戦争に巻き込まれる危険性を高める安全保障法制が成立し、多くの新聞・テレビが日本軍の戦争神経症兵士の実態を取り上げてくれました。

特に２０１８年夏にＮＨＫで放映された「隠された日本兵のトラウマ～陸軍病院８００２人の病床日誌～」（ＥＴＶ特集）は、勇猛とされた日本兵が戦場で圧倒的な恐怖、理不尽な殺戮を体験し、心身を病み、心に大きな傷（トラウマ）を負っていた事実を報じていました。こうした事実を丹念に掘り起こし伝えていくことが、けっして戦争を許さないという国民意識の形成に繋がると信じています。

文献

＊浅井利勇『うずもれた大戦の犠牲者―国府台陸軍病院・精神科の貴重な病歴分析と資料―』私家版、１９９３年。
＊清水寛・細渕富夫・飯塚希世『日本帝国陸軍と精神障害兵士』不二出版、２００６年

＊清水寛・細渕富夫『資料集成　戦争と障害者（全7冊）』不二出版、２００７年
＊細渕富夫・清水寛・中村江里『精神障害兵士「病床日誌」（全3冊）』六花出版、２０１６年
＊中村江里『戦争とトラウマ』吉川弘文館、２０１８年
＊目黒克己「戦争神経症」、『医療』21(2)、１９６７年
＊目黒克己「国府台陸軍病院と封印された戦争神経症」、『日本社会精神医学雑誌』25(2)、２０１６年
＊国立国府台病院『第二次世界大戦における精神神経学的経験』、１９６６年

第2章　戦争が日本兵と家族にもたらした心の傷

中村江里

はじめに――トラウマとは

私の専門は歴史学で、日中戦争以降の日本を事例に、トラウマと医療・社会の歴史について研究しています。最初にトラウマという概念について簡単に確認したいと思います。

現在精神医学で用いられているトラウマの定義を引用しますと、「過去の出来事によって心が耐えられないほどの衝撃を受け、それが同じような恐怖や不快感もたらし続け、現在まで影響を及ぼし続けるという状態」（宮地尚子『トラウマ』岩波新書、２０１３年）です。

心が耐えられないような経験というのは、戦争もありますし、自然災害や虐待、性暴力などいろいろなものがあります。代表的なトラウマ反応としてＰＴＳＤ（心的外傷後ストレス障害）があります。トラウマ経験をした人全てがＰＴＳＤになるわけではないですが、代表的なものだということです。

次に「トラウマの歴史」について確認します。トラウマはもともと「身体の傷」という意味だったのですが、19世紀末から「心の傷」という意味でも使われるようになりました。当時は近代化が急速に進んで鉄道事故が多発しており、事故後に心身の不調を訴える人々が出てきて、「鉄道脊椎」と呼ぶようになっていました。その後ヨーロッパでは第一次世界大戦で、目立った外傷もないのに手足が震えたり麻痺したりした兵士たちがたくさん出てきました。そうした人たちは「シェル・ショック」（shell shock）とか、「戦争神経症」と言われました。

そして、１９８０年にアメリカの精神医学会の診断マニュアル（ＤＳＭ）第三版に、ＰＴＳＤが診断名として導入されます。その背景として、ベトナム戦争の帰還兵の精神的後遺症や、当時盛り上がっていた第二波フェミニズムの中で、女性と子どもに対する暴力というものが可視化されていき、ＰＴＳＤという診断名ができました。日本でトラウマやＰＴＳＤが広く知られるようになったのは、わりと最近のことで、１９９５年の阪神・淡路大震災がきっかけでした。その後このトラウマ概念は、心理学や精神医学ではもちろんのことですが、歴史学などの人文・社会科学にも広く影響を与えて、アジア・太平洋戦争をトラウマの観点から捉える研究が進展していきます。

日本軍が戦争神経症の対策に本格的に取り組んだのは、日中戦争以降のことです。戦争神経症というのは先に述べた通り、身体に目立った傷はなくても手足の震えや麻痺という症状をみせた人々に用いられた疾患群のことです。

この戦争神経症に分類された患者さんの中には、現在から見るとPTSDに該当する人もおそらく含まれると思いますが、それだけではなくて軍隊生活に適応できないとか、家庭の問題に関していろいろな心配事があったり、過労による精神的不調など、いろんなものが含まれています。

日本はこの戦争で、軍人も民間人も、おそらく多くの人がトラウマティックな経験をしたと考えられますが、精神科医のヴァン・デア・コルクが指摘しているように、戦後の日本社会では長らく戦争トラウマの記憶が忘却されてきました。例えば第一次世界大戦やベトナム戦争の映画や文学ですと、兵士のトラウマというのは、すごくメジャーなテーマですが、日本でそうした作品が出てきたのは比較的最近のことです。

しかしここ数年の間に、日本の再軍事化が進む一方で、かつての戦争とトラウマの問題が注目を集めるようになりました。例えば、私や細渕富夫さんも制作に協力しましたが、2018年の夏に、NHKのETV特集で、「隠されたトラウマ～精神障害兵士8000人の記録～」というドキュメンタリーが放映され、ありがたいことに多くの方に観ていただき、何度か再放送もされました。番組を観てくださった方々や、私の本を読んでくださった方々から、「実はうちの父も」とか「実はうちの祖父も」というお話をよく伺ったりするようになりました。

それほど広がりのある問題が、なぜここまで長い間「見えない問題」だったのかということが、私の一貫した問題意識です。

ここからは、戦時中に戦争神経症を含む精神疾患を患った兵士が周縁化されていた状況について確認したうえで、日本軍におけるトラウマの特徴というのは何だったのかをまとめて、最後に戦争が兵士や家族にもたらす長期的な影響についてお話しします。

1 戦時下の日本社会と「戦争神経症」兵士

戦時下の精神医療

まず、戦時下の日本社会と「戦争神経症」兵士について説明します。

日中戦争が始まった後の1938年に、千葉県にあった国府台《こうのだい》陸軍病院が、戦争神経症を含む精神疾患の兵士を治療する病院になります。終戦までに約1万人が入院しました。

1940年になると、戦争が長引く中で長期的な療養が必要な人が出てきて、現在の東京都小平市にできた傷痍軍人武蔵療養所が、そうした患者を受け入れるようになりました。ここには終戦までに約950人が入所しました。この2つが軍事精神医療の中核となる施設でしたが、私が調査したところによると、その他に、全国各地にあった一般の陸軍病院に入院したり、除隊後に民間の精神病院に入ったり、病院を転々とする間に自宅で療養するという様々なケースがありました。

なぜアジア・太平洋戦争において精神疾患の人たちが増加し、このような治療体制が必要になったのでしょうか。精神障害兵士研究のパイオニアである清水寛さんは、3点指摘しています（清水寛「戦傷精神障害兵員の戦中・戦後」『季論21』29号、2015年）。

第一に、戦争の拡大・長期化とそれに伴って兵力が大量に動員されたため。

第二に、大規模でかつ苛烈な近代戦争によって兵員の心身のリスクが増大したため。

第三に、「私的制裁」に代表されるような、非常に暴力的・抑圧的な構造が軍隊の内部にあったためです。

さらに軍は、兵員不足に対応するために、選兵基準を低下させました（吉田裕「アジア・太平洋戦争の戦場と兵士」『岩波講座　アジア・太平洋戦争』第5巻、岩波書店、2006年）。本来であれば兵役に適さないような知的障害がある人や、精神疾患の既往歴がある患者も、兵員を満たすためにかき集められたのです。

存在を否定された「戦争神経症」

このように軍事精神医療の体制が整備される一方で、戦争神経症を含む精神疾患患は日本社会において周縁化された存在でした。軍の公式の立場としては、精神的にも強靭な「皇軍」（天皇の軍隊）には、恐怖や不安を原因とする戦争神経症など発生しないという前提がありました。そのため新聞報道などでは、患者の存在が隠されていました。

例えば、1939年4月5日の読売新聞では、「大戦〔第一次世界大戦のこと〕名物の「砲弾病」〔シェル・ショック〕 皇軍には皆無」という見出しが出ています〔写真〕。天皇の軍隊には、シェル・ショックのような軟弱なものは皆無だと、精神的にも強いんだというアピールをしています。

一方で、1943年7月1日の記事では、「ガ島の米兵殆ど神経衰弱」と、ガダルカナル島の米兵は、当時の精神疾患の病名の一つである「神経衰弱」に罹っていると、敵兵の弱さを強調していました。

こうした状況下では、戦争神経症の患者は「いないもの」として扱われているわけですので、戦争神経症になってはいけないんだと当事者は自分を責めてしまうことになります。そのため、患者が自身の症状について、安全な環境で語ることは難しかっただろうと考えられます。

精神疾患の兵士は数的なインパクトという点でも、銃後の人々の目には触れにくい存在でした。日中戦争以降の陸海軍の戦傷病者数に関する体系的なデータというのは、終戦時に軍命によって資料が焼却されてしまったりして、今のところ見つかっていません。ただし断片的なものではありますが、1942年から45年の「満州」・中国・南方でどれぐらいの精神疾患が発生し、どれぐらいの人が内地に還送されたのかというデータが陸軍軍医学校に残されていました。

このデータをどう見るかは、なかなか難しいです。というのも、戦地に送られていた精神科医は数が少なかったので、この中には精神疾患と誤診された人も含まれている可能性がありますし、一方で戦争末期には軍隊そのものが崩壊していきますので、カウントされずに統計データとして残らなかった人々も相当数いたと考えられるからです。

しかしこのデータからは、少なくとも実際に発病していた人のうち、内地に送りかえされた人たちはごく一部にすぎなかったことはわかると思います。

戦地にたくさん取り残された多くの人たちの状況は、次第に悪化していく戦況に左右されることになりました。治療は休息、電気ショック、鎮静剤など内地の陸軍病院とそんなに変わりませんが、戦争末期になってくると薬品が不足していきますので、ほとんど治療はしないという状況になっていました。それから、軍の中で監視の対象になったり、他の兵士から隔離をされて接触禁止になっていたりしました。

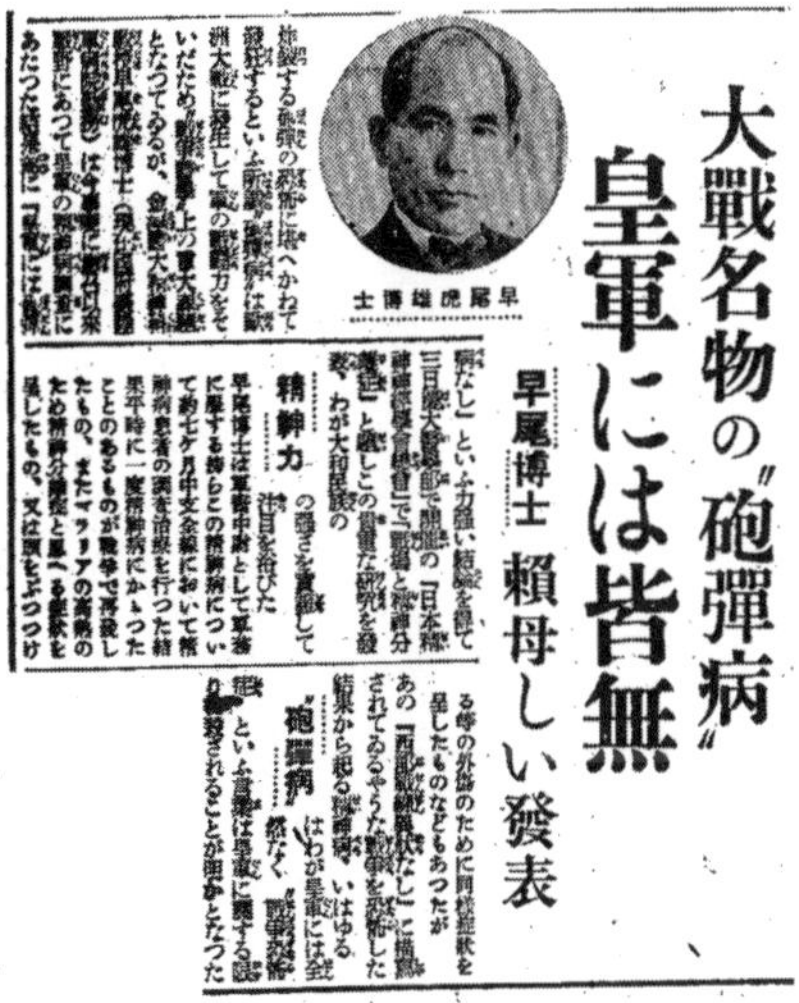
大戦名物の〝砲彈病〟
皇軍には皆無
早尾博士 頼母しい發表
早尾虎雄博士

写真　1939年4月5日の読売新聞記事「大戦名物の〝砲弾病〟皇軍には皆無」

戦場では、精神疾患を含む戦傷病者たちは、戦闘遂行の役に立たないと見なされて、「処置」という婉曲な表現ですが、殺害されたり、あるいは自殺を促される対象になってしまいました。例えば、フィリピンで軍医として働いていた守屋正の回想録では、「山の中で発狂した兵士はウロウロして敵に見付かる危険があるので、全部射殺したそうである」（守屋正『比島陸軍病院の記録』金剛出版、1973年）と、ある看護師の証言を載せています。

一方、内地に送り返されて陸軍病院で治療を受けることができた人々も、少数ですが存在しました。そうした人々に対しては、当時は現在のトラウマやPTSDとは異なる解釈をしていました。

これは日本軍の独自の考え方というよりは、第一次世界大戦の欧米、とくにドイツの軍事精神医学の解釈で、症状が長期化し、慢性化した戦争神経症というのは、患者の願望、例えば故郷に帰りたいとか、恩給が欲しいとか、そうしたものによって引き起こされると考えられていました。そのため軍医たちは、患者が病気になることによって兵役免除や恩給など「不当な利得」を得るのを防ぐために、その願望をくじくということを治療の重要なポイントとしていました。

今日的にトラウマとして考え直す

このように否定されたり、周縁化されていた「戦争神経症」を現代のトラウマやPTSDの視点から改めて考える必要があります。当時は個人の病理や社会的逸脱として考えられてきた問題なわけですが、それを外部に存在するトラウマ体験という視点から捉え直すことによって、被害者の自責感が軽減され、「どうしてこのようになったのか」を合理的に説明する効果があると考えられています（前掲宮地『トラウマ』）。

患者本人とともに家族も、社会における精神疾患に対する様々な偏見を内面化していました。国のために勇敢に戦って死ぬということが当時は求められたわけですが、国府台陸軍病院の患者のカルテには、戦傷や一般の戦病ではなく精神疾患になることは「国賊」であるという言葉が度々出てきます。

例えば、戦争前は農民で、中国の河北省で1931年に発病し、戦争神経症とされたある一等兵は、このように軍医に訴えています。

「此んな身で戦地から帰って来て全く恥しい。此んな事ならば、途中で海に投身して死ねばよかった……村の人には申訳ないから面会には絶対に来ない様にして下さい……」

また精神疾患の兵士たちは、当時兵役が義務だった社会で男性たちに求められた「男らしさ」からは逸脱した存在とみなされていました。つまり、病気で、しかも精神疾患で兵役を免除されるというのは、男として不名誉であったということです。

さらに、戦争神経症の病名の一つに「ヒステリー」というのがあります。このヒステリーというのは、欧米では長らく女性に特有の奇病と考えられていたので、戦争神経症の兵士たちというのは「女々しさ」というネガティブなイメージとも結び付けられていました。

2 日本軍におけるトラウマの特徴

日本軍におけるトラウマの特徴とは、どのようなものだったのでしょうか。

はじめにご説明したように、トラウマというのは戦争や軍隊だけで生じるわけではなく、自然災害や虐待、性暴力などさまざまな状況で生じます。軍隊あるいは日本軍において生じるトラウマの特殊性を考える際には、軍隊という組織と日本軍の特徴を押さえておく必要があります。

まず、軍隊という組織の特殊性について3点指摘されています（田中雄一編『軍隊の文化人類学』風響社、2015年）。(1)暴力の行使が正当化されて男性中心の集団からなる「国家暴力装置」であるということ。(2)社会から隔絶され、兵士の生活に四六時中干渉し、監視・教育する「全制的施設（total institution）」であるということ。(3)「死を前提とする集団」であるということです。

次に日本軍の特徴は3点挙げられています（藤原彰『天皇の軍隊と日中戦争』大月書店、2014年）。(1)アジア諸国民への差別意識。(2)自国の軍隊構成員の生命も軽視したこと。(3)服従の強制と「君主無答責」という責任体系です。

これらの特徴は、日本軍におけるトラウマというものがどのような文脈で生じ、かつどのように受け入れられたのか、あるいは受けられなかったのかということに関わってきます。

それぞれの特徴について説明した上で、具体的な事例をいくつかご紹介します。

①「国家暴力装置」

第1に、軍隊は国家権力によって正当化された暴力装置ですが、市民社会では暴力の行使はやってはいけないことだと否定されているので、それができるような兵士になることが求められます。また、男性中心に編成された近代国家の軍隊の場合は、暴力というのは「男らしさ」と結びつき、称揚されます。

一方で、徴兵検査で不適格にされたり、戦場や兵営での暴力に耐えられないような戦争神経症の兵士たちは、「女々しい」という烙印を押されることになります。

例えば、精神科医の杉田直樹は、1942年の文章でこのように書いてます。

「戦争を恐れるものは即ち平生から喧嘩を恐れ、スポーツをいやがり、勝負事に興味を持たない婦女子か意志薄弱性の性格異常者であらう。まして日本人は由来勝気の鼻柱の強い国民であって、日本男子で戦争を恐れるものはない筈である」（杉田直樹「戦争をめぐる精神病」堀中豊永編『音：科学随筆』人文閣、1942年）

②「全制的施設」

第2に、暴力は敵との戦闘だけではなく、軍隊の内部でも行使されます。軍隊に入ったばかりの新兵を均質化された兵士に作り上げていくための手段として、日本軍では私的制裁というものが行われていました。私的制裁は、全制的施設としての軍隊内での暴力という点では他の近代諸国家の軍隊と共通しているとも言えますが、天皇の名を借りた古参兵による「愛の鞭」として私的制裁が正当化されたのが日本の特徴と言えます。「上官の命令は天皇の命令である」と、そうした暴力的な指導も正当化されるということです。

アジア・太平洋戦争期の日本軍では、先ほど確認しました通り、知的障害を持った兵士や心身の疾患を抱えた兵士たちも多数動員され、新兵とともに私的制裁の対象になりやすかったようです。こうした軍隊内部の苛烈な暴力によるトラウマの多さも、日本軍の特徴であります。

軍隊内の私的制裁によって精神に不調をきたした兵士を紹介します。中国の河北省の病院に入院し、国府台陸軍病院に転送された、知的障害のある二等兵の事例です。

「隊に居る時、良く叱られた。体操や機敏なる動作が拙いので良く上等兵になぐられた。時には木銃にて強打されたこともある」

「自分は全力をつくして動作したのであるが、生来動作が遅く其為どうしても他の人のように上手にやれぬ。此の様に一生懸命やつているのにどうして叱られるかと残念であつた」

と、軍医に訴えかけています。

このように、それぞれの個別性をもった男性たちを、均質化された兵士という鋳型に力ずくではめ込もうとするのが軍隊であったと言えます。

③「死を前提にした集団」

第3に、軍隊というのは死を前提とする集団ではありますが、日本軍の場合は、軍人勅諭や戦陣訓によって、国家や天皇のために勇ましく戦死することを至上命題としていて、かつ、捕虜になることとすら禁じるという点で、兵士の人権と生命とが徹底的に軽視されていました。

こうした価値観は、逆に「死に損なった」兵士や、戦傷と比べて戦闘との因果関係が見えにくい病気、とくに精神疾患になった兵士に、強い恥の意識を植えつけることになりました。中国・山東省で神経衰弱症を発病したある上等兵の事例を紹介します。この患者の所属していた小隊は、「匪賊討伐」のために3分の2が亡くなってしまい、小隊長も死亡しました。彼はなんとか生き延びて十数名で帰ったのですが、中隊長に「なぜ死んで来なかったのか」と言われました。その後、「一時死にたいような気持ちとなって、何をする元気もなく、考える力もなかった。戦友がドアを開閉する音が砲弾の音に聞えた」と、当時のカルテに記録されています。

トラウマを生き延びた人々には、「生存者罪悪感（サバイバーズ・ギルト）」が見られるということはよく指摘されますが、日本軍の場合は、名誉ある戦死以外は許さないという組織でしたので、自分だけが生き延びてしまったということに対する罪悪感、特に戦友に対する罪悪感というものがより強化されてしまったのではないかと考えられます。

精神疾患の兵士のカルテを読んでいくと、こんな病気を発病するなんて自分は「国賊」であるという人々がよく出てきます。彼らは生き残ったということだけではなくて、戦時下に精神疾患を発症したことそのものに対する強い罪責感を抱いていたと思われます。

戦争のトラウマというと、戦闘や私的制裁などの戦争・軍隊経験に直接起因するものがすぐに思い浮かびますが、彼らを見ていると、戦時下において精神を患ってしまって軍務を全うできなかったことが、当時の社会では「社会的な死」と当事者にとって感じられるほどのものであったように思います。そのことに対する恐怖ということも考える必要があるのではないでしょうか。

本書の序章では、高遠菜穂子さんご自身の経験から、被害者に対するバッシングの話や、PTSDの回復には周囲の理解が不可欠であるという指摘がありますが、戦時下の日本では社会の理解が全体的に欠如していたと言えるでしょう。

④「加害行為のトラウマ」

第4に、侵略戦争に参加した日本軍兵士の場合は、被害だけではなく、加害行為のトラウマも抱えることになりました。トラウマ体験の多くは言語化しにくいものなのですが、なかでも加害者性や犯罪性を帯びるものは語りにくいと言われています。

陸軍病院のカルテには、なかなか患者の言葉としては加害に関わることが出てこないのですが、精神科医の五十嵐善雄さん（第4章参照）へのインタビューの中で、そうした事例を教えていただきました。

1人目が、初診時に83歳だった慢性の統合失調症の患者さんで、戦時中に上官の命令で罪のない中国の市民を殺してしまったことを、戦後60年以上誰にも語れず、殺した人の「幻聴」に苦しんできたという方です。統合失調症の症状に幻聴や幻覚がありますが、幻聴と思われていたものが、実はPTSDのフラッシュバック症状だったのではないかと五十嵐さんは指摘されていました。

もう1人の患者さんは、中国で市民を殺すように命じられて殺すことができなかったという方です。そうすると、今度は自分に対して暴力が向けられるようになって、上官に顔が変形するまで殴られたそうです。このように、加害行為をしたにせよ、しなかったにせよ、人を殺すことが日本軍の日常になっていたわけで、そうした状況が個々の兵士たちに大きな精神的負担を長期的に強いていたことが、2人の方のお話からはうかがえます。

3　戦争が兵士や家族にもたらす長期的影響

最後に、戦争が兵士や家族にもたらす長期的影響について考えてみたいと思います。

「未復員」の「終わらない戦後」

まず、戦後の戦傷病者に対する医療・福祉制度を簡単に確認します。戦前に陸軍病院や傷痍軍人療養所であったところは、戦後に国立病院や国立療養所に改組されました。そして、占領軍によって日本の非軍事化政策が行われ、旧軍人軍属の戦没者遺族や戦傷病者に対する公的な支援は、原則として禁止・制限されます。その後、戦傷病者と遺族に対する援護法として、未復員者給与法（1947年）、戦傷病者戦没者遺族等援護法（1952年）、軍人恩給の復活（1953年）、戦傷病者特別援護法（1963年）がつくられました。

このように、医療・福祉の制度のうえでは様々な変化や断絶がありましたが、しかし一方では「終わらない戦後」というものを生きる人もいました。「未復員」と呼ばれる人々です。彼らは戦争が終わって家族のもとに戻って復員できるはずなのに、家族にも受け入れられず、まだ復員できないということで「未復員」と呼ばれていました。彼らは国立療養所に長期にわたって入院し、場合によっては亡くなるまで、戦後70年以上ずっと入院していた方もいます。

未復員とは、未復員者給与法によって国立療養所に入院していた人々のことですが、彼らを取材したTBSディレクターの吉永春子さんは、より広い意味で使っていました。つまり、未復員の人たちというのは、戦後の社会に生きているが、同時に過去の戦争体験の中でも生きている人である。彼らにとって、まだ戦争は終わっていないことを、吉永さんは指摘をしています（吉永春子『さすらいの〈未復員〉』筑摩書房、1987年）。

トラウマ体験者が持つ「2つの時計」

トラウマティックな体験をした人々はよく2つの時計を持っていると言われます。1つ目が現在であって、その人が生きている時間。2つ目は時間が経っても色あせず、瞬間冷凍されたかのように保存されている、過去のトラウマ体験に関わる時間です。

吉永さんが広い意味で使った未復員という言葉は、1995年以降にトラウマ概念が広まる以前の時代に、彼らの主観や社会的な位置というものを的確に表現した言葉だったのではないかと思います。

未復員の人たちを、「終わらない戦後を生きる元兵士」という広い意味で捉えてみると、国立療養所以外にもそうした人々がいたのではないか、ということが浮かびあがってきます。例えば、目黒克己さんは、戦後に国立国府台病院で戦争神経症の元兵士の治療を行って、戦争神経症の患者に関する唯一の予後調査を1960年代に行いました。その結果、彼らは戦後に全員退院して故郷に戻りましたが、43％の人が社会適応に何らかの問題があったとしています。

さらに、当時は精神疾患への差別が今よりもっと強くありましたので、調査対象者には非常に強い恥の意識が見られたと指摘されています（目黒克己「20年後の予後調査からみた戦争神経症（第一報）」『精神医学』第8巻12号、1966年）。

それから国立療養所にいた未復員の人たちは、1964年以降は戦傷病者特別援護法に基づいて入院していたわけですが、入院して療養を受けていた人以外に、入院しないで外来で治療を受けていた人たちがいて、時期によっては半分くらいを占めていました。国立療養所で長期入院していた人たちだけではなくて、家族のもとへ帰って、仕事をしながら治療を受けているような人たちが結構いたということです。

おそらくは、この法律の対象になった人々というのも本当に氷山の一角で、医療化されなかった人々や、他にも戦争による精神的な後遺症を抱えながら戦後を生きていたという人々がたくさんいたのではないかと思われます。

そうした人々の戦後史をたどるというのは、なかなか難しいことであります。その記録がほとんど残っておらず、ほとんどの当事者も亡くなっていて、聞き取りをするということが難しいのです。そのため私は、復員兵の子ども世代や孫世代の方たちへの聞き取りを最近進めています。

「終わらない戦後」の「集団的記憶」

「終わらない戦後」の話は、個人レベルでの話と同時に、集団的な記憶ということも重要です。歴史学者の橋本明子さんは、日本には敗戦のトラウマという集団の意識にしこりを残すような「文化的トラウマ」があると指摘しています。そのために、戦後の日本社会では道徳規範がねじれてしまっていて、戦争の記憶は3種類のトラウマの語りに分裂しているとしています。つまり、①勇敢に戦って戦死した英雄の物語、②敗戦の犠牲者となった被害者の物語、③アジア各地における加害者の物語です。それから興味深いことに、戦争体験の語りというものが、世代間の共同作業を通じて解釈が再構築されて修復されていく、それが家族の中で行われていくという指摘もされています（橋本明子『日本の長い戦後』みすず書房、2017年）。

一般的に復員兵は、戦争について、家族に対しても多くを語らなかったということがよく指摘されますが、彼らはなぜ語らなかったのでしょうか。心理学者の森茂起さんは、彼らの戦争体験というものが、加害と被害の体験が混然一体となった体験であるために、非常に表現が難しくなると指摘されています（森茂起・港道隆編『〈戦争の子ども〉を考える』平凡社、2012年）。彼らのように自責感を伴うトラウマを抱えた人の多くは、家族にさえ戦争のことを一切語らない。そうすることによって、戦争を語ること自体をタブー化してしまうわけです。そうすると当事者や家族だけではなくて、社会全体でも戦争のトラウマということを考える機会が失われてしまって、それが橋本さんの指摘にあったように戦争の記憶が分裂していく一因にもなっているのではと思います。

倉橋綾子さんの『憲兵だった父の遺したもの　―父娘二代、心の傷を見つめる旅』（高文研、2002年）という本の中でも、「親たちは自分の受けた被害や苦労は言いやすくても、加害を口にするのは避けていたし、子のほうも聞きにくかったのだなとあらためて思いました」と書かれています。

先ほどの話も関係しますが、復員兵のトラウマというのが、被害だけではなくて加害者性も帯びるものであり、特に語りにくいものになってしまっていて、なかなか社会の中で共有されないということであります。

トラウマの世代間伝達

戦時中のトラウマ体験は、兵士だけではなく家族関係やその子どもや孫世代にまでわたる長期的な影響を及ぼします。トラウマの世代間伝達については、1950年代以降のホロコースト・サバイバーの研究の中でも指摘をされてきました。2000年代以降は、「戦争の子どもたち（Kriegskind）」に関する研究が出てきました（森・港道編前掲書）。

それから、戦場の暴力が家庭に持ち込まれる、つまり今度は復員兵によるDVや子どもへの虐待として現れることもあります。ただし、家庭という私的領域における暴力というものが、暴力であると認識されるようになるのは、歴史的にはわりと最近のことなのです。それまでは教育や躾という形で正当化されていたわけです。家庭内での暴力や女性に対する暴力というのは、１９６０年代から70年代の第二波フェミニズムの中で問題化されて、日本でこうした認識が定着するのは90年代に入ってようやくのことです。

戦争という公的な領域での暴力によるトラウマと、私的領域における暴力によるトラウマというのは、歴史的に見るとトラウマ研究における２つの大きな流れですが、日本ではそれぞれどちらも90年代以降にようやく、社会の中で広く認識されるようになってきました。そのため、両者が交差する問題、つまり復員兵による家族への暴力などについては、ほとんど明らかになっていないと思います。

「公私」にわたる「暴力の連鎖」

「公私」の2つの領域をつなぐ上で重要なのは、「暴力の連鎖」という視点です。軍隊や戦争というのは、古参兵から初年兵に対して、そして日本兵から侵略されたアジアの人々に対して、さらに復員兵から家族に対してと、暴力の連鎖を生み出していると言えます。必ず連鎖するというわけではなくて、虐待者とは違う価値観を学ぶ機会があれば連鎖を断ち切ることができるという虐待研究の知見があります。戦争と平和について考える上でもとても重要な視点だと思います。

戦争トラウマが戦争体験者とその家族に長期的に及ぼす影響という、とてつもなく巨大な問題に対しては、社会全体で、かつ世代を超えて向き合う必要があると思います。

私は2018年に「日蘭イ対話の会」というところに招かれて、オランダで行われたシンポジウムに行きました。この会では、現在のインドネシアにあたる、かつてのオランダ領東インドが日本の統治下にあった時代とその後の経験について、オランダ、インドネシア、日本のそれぞれの人々が集まって対話する会というものを毎年開催しています。集まっている世代も様々で、当時を生き延びた第一世代の人からその子どもや孫世代の人々まで集まっています。それから当事者とその家族に加えて、私のような歴史学者や社会学者、精神保健医療福祉に関わる人々も参加しています。

日本でも同様の動きが出ています。2018年1月に復員兵とその家族の心の傷について語り合う場として、「PTSDの復員日本兵と暮らした家族が語り合う会」を黒井秋夫さんが設立されました。黒井さんは、2020年5月10日、東京都武蔵村山市に交流館もオープンしています。

おわりに

本章では、トラウマがもたらす長期的影響や、暴力の連鎖を引き起こす戦争・軍隊について見てきました。私が専門にしているのはアジア・太平洋戦争ですが、同時代史的にはイラク戦争にも日本は関わっています。近現代の戦争がもたらしたトラウマについても、現状では十分に検証され、ケアがなされていません。そのような状況の中で、軍事化が進むということについて、強く懸念しています。

トラウマという視点は、「戦争の代価」ということを私たちに考えさせてくれます。戦争の代価というのは様々なものがありますが、軍事偏重の医療・福祉は命の選別をするわけです。軍人と民間人をまず差別して、それから国境による分断がありますし、特に社会的弱者に対する医療・福祉には大きなしわ寄せが起きます。さらに、「知る権利」や科学研究の自律性も制限されてしまいます。

このように、戦争は様々な問題を引き起こし、さらに何世代にもわたって人々に長期的な影響を及ぼします。「戦争の代価」を考える上で、トラウマというのは非常に重要な視点であると思います。

第3章　沖縄戦によるＰＴＳＤ

蟻塚 亮二

もともと私はトラウマを専門にした精神科医ではありませんでした。今から40年くらい前、青森県の病院で働いていた時のことです。ある日、中部太平洋のミドウェー海戦で、沈没した航空母艦から投げ出されて海中を8時間漂流して助かったという高齢男性が診察に来られました。「眠れない」と訴えておられましたが、今思うと、戦争のトラウマ記憶が、50年後にフラッシュバックしてきたために「眠れない」のではなかったかと思います。しかし、当時の日本の平均的な精神科医において、戦後何十年もたってから戦争トラウマが牙をむいてフラッシュバックしてくるなどということは想像つかないことでした。私も単なる高齢者の不眠症としか理解していませんでした。

その後、私は沖縄に移住して、那覇市にある総合病院の心療内科で働いていました。２０１０年12月のことです。高齢者の「奇妙な不眠」に立て続けに出会いました。あえて「奇妙な不眠」と思ったのは、うつ病型の中途覚醒を呈しながら、必ずしもうつ病のサインが認められなかったからです。後で考えると、それはトラウマによる過覚醒型不眠でした。

この「奇妙な不眠」は、まったく偶然にも同時並行で読んでいた、ナチスによるホロコーストからの生還者の論文の記述と酷似していました。ホロコーストからの生還者たちは健常者よりも睡眠状態は悪かったものの、抑うつ的な傾向はうつ病患者よりも少なかった（Jules Rosen and et al., Sleep disturbances in Survivors of the Nazi Holocaust, Am. J Psychiatry1991; 148 : 62-66）。

つまり沖縄の「奇妙な不眠」と酷似した病像を、ホロコーストの生還者たちの40年後の健康調査論文の中に見出したのです。

そこで私は「奇妙な不眠」の患者さんに、「沖縄戦の時にはどこにおられましたか」と聞きました。すると、彼らはみな、子どもの頃に死体を超えて戦場を逃げ歩いたトラウマ体験の持ち主であることが分かりました。

また、彼らには「奇妙な不眠」のみならず、戦場で体験した悲惨な場面が頭にフラッシュバックすることや、運転していて急に「ここはどこかわからない」という解離性せん妄、あるいはパニック発作、倒れるのではないかという不安で人ごみに出ていけないなどの症状が認められました。

かくして「奇妙な不眠」を手掛かりに、沖縄戦のトラウマによる心的外傷後ストレス障害（PTSD）の存在が分かったのです。

1　沖縄戦とは

沖縄戦というのは、①本土防衛の「捨て石」として、非戦闘員の住民を巻き込んだ持久戦で、②軍人よりも住民の被害の方が多、③米軍が侵攻していくと住民は戦争捕虜とされて収容所に入れられ、出てきたら土地は米軍基地にされ、④県民の４人に１人が亡くなった、という戦争でした。

当時の県民49万人のうち12万人が亡くなりました。沖縄戦は日本で唯一、生活している場面が戦場となる地上戦でした。生活の場が戦場になるということは、普段ご飯を食べたり、子どもがお母さんに抱っこされたり、家族で団らんを楽しんでいる場面が、突然「血と殺戮と死」の愁嘆場となることです。そのため、戦争と関係ない平和な生活を送っていた住民にとって、目撃した戦闘は信じられないほどの衝撃でした。

市町村別の戦没者率で言うと、浦添市で44・６％、西原町で46・９％などと、それぞれの自治体住民の半分が亡くなる場合もありました。このことは、住民にとって強度の暴力的な死別体験となりました。ほとんどの住民に強いトラウマ記憶を残したものと思います。

沖縄戦の後、約１０００人に上る子どもたちが戦争孤児となり、彼らのその後の生活は辛酸を極めました。全ての子どもや家庭が戦争の影響を受け、子どもたちに「心の傷」（トラウマ）

沖縄戦と本土空襲の違い

1.沖縄を本土防衛の捨て石として、住民(非戦闘員)をまきこんだ持久戦

2.軍人よりも住民の被害が多かった

3.救援なく、調査なく、ケアもなし。

4.住民は戦争捕虜として収容所に入れられ、出てきたら土地は米軍基地だった。

4.県民の4人に一人が亡くなった

5.日本軍による住民虐殺・・・戦闘関係にないので国内法による犯罪

沖縄戦体験高齢者・・ PTSDリスク39.3%

1.危険な目にあうのを目撃した・・43.4%
・・・南部地区では62%

2.危険の目撃・・他の人15%>親戚11%＞親10%>きょうだい9%＞友人知人6%

3.戦時中/戦後１年以内の身内の死亡・・69.1%
ex1・・きょうだい34%＞親32%＞親戚29%
ex2・・糸満市の身内の死亡92.5%（きょうだい50>親42%＞親戚40%

4.非常に覚えている74%、多少は覚えている19%

を残しました。こうしたトラウマは成長とともに環境との間で大きい不適応反応となって現れます。

一方戦後の沖縄社会の貧困にはすさまじいものがありました。昭和30年から40年頃には、人身売買などを含む「貧困家庭児」が多発、家出児童も増加し、「性的問題児」と米軍相手の売春による子どもがたくさん生まれました。

そして戦争が終わってから18年後の1963年に、沖縄で「戦後最大の青少年非行の大爆発」という事件が起きました。凶悪犯（強姦、強盗、殺人、放火）が少年事件の43％という事態が発生したのです。これは沖縄戦と戦後の混乱が子どもの心にトラウマを与え、10数年の潜伏期を経て表面化したものと考えられます。

2 精神疾患の多発

これは、今述べた1963年の「戦後最大の青少年非行の大爆発」と車の両輪だと思います。1957年から60年は沖縄で「精神病多発時代」と呼ばれました。これも戦争の影響だと思います。

1966年には日本の援助のもと琉球政府によって「精神衛生実態調査」が行われました。それによると、沖縄では精神疾患の有病率が人口千対25・7であり、1963年の本土調査では人口千対12・9であったので、沖縄の精神疾患有病率は本土の2倍、統合失調症の有病率は本土の3・6倍です（精神衛生資料No．15、1968年）。

3 沖縄戦による精神被害の分類

私は沖縄戦の影響によって発生した症状（自験例）を次のように分類しました。

① 過覚醒不眠など特徴のあるトラウマ後の不眠

一晩に何回も覚醒し、時には明け方になってやっと眠りにつくことができる、という交感神経の極度の緊張による不眠です。

② 挽発生ＰＴＳＤ

晩年になって発症するＰＴＳＤです。沖縄でたくさん見ました。私が診たのは戦後60年を過ぎてから発症した人たちです。しかし、実は30代や40代から発症したＰＴＳＤもあったはずです。

③　記念日反応型うつ状態

「6・23沖縄慰霊の日や8月になると気分がウツになって眠れない」という人はたくさんおられます。これを記念日反応(anniversary reaction)とも言います。

④　臭いの記憶のフラッシュバック

死体の臭いがフラッシュバックして眠れない人たちがいます。

⑤　パニック発作

戦争や震災によるストレストラウマ反応のうち一番多いのはパニック発作です。急に動悸がして呼吸が苦しくなったり、体がしびれたりします。パニック発作には、「朝に体が重い、夕方に悲しくなってわけもなく涙する、夜に甘いものが食べたくなる、過去のつらい場面がフラッシュバックする」などの症状を呈する非定型うつ病の併発がしばしば見られます。

⑥　身体表現性障害、または慢性疼痛

メンタルなストレスが身体の痛みとなって現れるケースです。整形外科で慢性疼痛と言われるものと同じか、近い病態です。

⑦ 破局体験後の持続的人格変化、または／および、精神病エピソード

戦争体験をした後に持続的に人格が変わってしまったと聞くことがしばしばあります。「父親が戦地から帰国して怒りっぽくなり、しょっちゅう殴られた」といった話を沖縄で聞きます。あるいは、若い時から老齢になるまで引きこもり的生活をしてこられた女性を見たことがあります。いずれにも、高齢になって幻聴や不眠などの精神症状に苦しんだ事例を見ました。

⑧ 認知症に現れる戦争記憶

認知症で物忘れするから、戦争記憶を忘れるかというと逆で、辛い記憶であればあるほど先鋭化して意識に浮上してきます。つまり戦争記憶は年をとればとるほど記憶の中に浮かび上がってきます。

⑨ トラウマ体験による幻視・幻聴

戦争や震災を体験した人たちの中には、幻聴を訴える人は珍しくありません。これを非精神病性幻覚と言います。

⑩ その他

①から⑨まで挙げたほかに、うつ病、てんかん、ＤＶ、アルコール依存、自殺、幼児虐待、

離婚などの背後に戦争トラウマの影響を見ることがあります。

〈小括〉

①　過覚醒不眠

沖縄戦によるPTSD発見の手掛かりとなったのは「奇妙な不眠」でした。これは一晩に2回も3回も覚醒するという不眠で、過覚醒不眠と言います。なかには1時間おきに覚醒するなど、夜中はほとんど眠れず、明け方になってやっと浅い眠りにつくという人もいます。

どうしてこのように頻回に覚醒するかというと、トラウマ記憶が夜中に何回も「起きろ、起きろ」という刺激（過覚醒刺激）を与えるので、その都度睡眠が中断されるからです。睡眠導入剤はこのような過覚醒刺激を抑制することはできないので、通常の不眠症の治療をしても過覚醒不眠は改善しません。この過覚醒不眠は、ストレスやトラウマ反応に特徴的な不眠です。逆に言えば、過覚醒不眠を見たならば、戦争や事故や災害などのトラウマ的な体験者ではないかと疑う必要があります。

②　言語化されない記憶

トラウマ記憶は、意識の下に潜り込んでいるので「言葉で表せない外傷性記憶」です。普段は意識していません。そのため、自分がどんなトラウマ記憶を持っているのか、あるいは持っていないのかを知ることはできません。だから「私はＰＴＳＤです」と言って精神科医を訪ねる患者はいません。事故や災害に遭ったり、肉親の死や離別、退職などの喪失体験が引き金となって、トラウマ記憶が表面化します。しかも突然意識の中に蘇ってくる、つまりフラッシュバックしてきます。

トラウマ記憶は過去の記憶なのですが、現在の意識に侵入してくるのです。そのため、ＰＴＳＤは時系列を超えた侵入体験です。トラウマ体験は過去の出来事なのに、過去形になっていなくて、現在進行形の記憶なのです。そのため、トラウマ記憶を「熱い記憶」と呼びます。この「熱い記憶」をいかに「冷えた記憶」に戻してやるかということが、治療の一つのポイントになります。

4　沖縄戦によるＰＴＳＤの症例について

①　晩発性ＰＴＳＤ

Aさんは70代前半の男性で不動産で成功した方ですが、親戚と土地の争いを契機に耳鳴り、不眠、「死にたい」とトラウマ反応に特徴的な激烈性発作性抑うつ気分が出現しました。よく話を聞いたら、7歳の時に家族と壕の中にいて肉親5人を亡くしたそうです。

今でも毎日拝むたびに体が生理的に戦慄し、クリスマスとかアメリカとかカタカナ言葉を聞くと、体がざわざわするそうです。このような生理的な症状を含むのがトラウマ反応の特徴です。

Bさんは70代後半の男性で、地域でも非常に成功した農業経営者で、農業委員もされていました。沖縄で初めて北海道から牛を導入して牧畜を始めました。最近、仕事を息子にまかせた後から眠れなくなりました。

眠れないだけでなくて、頭痛とともに「頭がボッとして何をどうしていいか分からなくなる」という解離性の朦朧《もうろう》が発生し、体が熱い感じになり大汗をかきます。外出先でこんな症状が出たら、と考えると不安で人混みに出ていけなくなりました。こんな症状が2年前から続いています。

聞いてみたら、11歳の時に戦火の下で母は直撃弾を受けて亡くなり、妹は米軍の機関銃で撃たれ、はらわたを出したまま24時間うなりながら亡くなったとのことです。今でもその場面がまざまざと蘇ってくるのだそうです。そして、目の前で他の住民が日本軍に殺されるのを目撃したと言います。若い時は生活するために必死で、戦争のことは何も考えなかったものの、年を取るにつれ、特に仕事を息子に譲ってから、その時の場面だけが切り取ったように思い出されるようになったと語ってくれました。

②　臭いの記憶のフラッシュバック

Cさんは普天間基地の拡張工事の時に、お兄さんと一緒に体を縄で縛って座り込みをした人です。

毎年8月になると夜に死体の臭いがして眠れないと訴えてこられました。戦場を逃げる際に、転がっていた死体に足がのめり込んでいき、足を引き離すと腐った肉がべたーっとくっついてきた時の、その情景がありありと浮かんできて、眠れなくなるという人でした。この人は治療していったんは臭いのフラッシュバックもなくなり、不眠も眠れるようになりました。ところがある時、亡くなった兄の法事に行ってから、再び死体の臭いが蘇り、眠れなくなりました。

③　記念日反応型うつ病

沖縄では、6月23日の慰霊の日やお盆になると、不眠やうつ気分になる人たちがいます。沖縄ではこうした症状は珍しいことではなく、この人たちは必ずしも病院に受診しません。そのためかなりの数の人たちが命日反応による不眠や抑うつ気分を体験しているものと思われます。

④　30代からのパニック障害

7歳女性のDさんは、30代の頃からパニック障害がずっと続いていました。そして高齢になって頑固な不眠（過覚醒不眠）が出現して、私のところに来られました。沖縄戦の時には家族と一緒に、死体の転がる戦火の下を走って逃げたとのことです。

このように、30代の頃から戦争トラウマによる精神症状（パニック発作など）や動悸が出現して老年期まで持続していた事例もあります。

⑤ 身体表現性障害

これはメンタルなストレスやトラウマが、体の痛みとなって表れる病状を言います。


厳しくもあり優しい女性の教員でもあったEさんは、50代に入った頃、職場で上司との葛藤、家庭的には父の病死、夫と精神的不調など、複数の困難に襲われました。そんな事情が影響してか、原因不明の足裏の灼熱痛に苦しむようになりました。足の裏からカーッと熱くなって暑さが体の上部に上がってくるのです。あまりの苦しさに医者を転々としたものの、原因不明とされました。教員を退職し、中国の針麻酔まで受けました。神経内科の医師からは、「原因不明の神経難病で、将来は認知症になる」と言われて絶望し、自宅で寝たり起きたりの生活を10数年続けていました。

14歳の時に母親と戦場を逃げた時、死んだ人を踏んで罰が当たったのだと考え、仏教の勉強をしましたが、治りません。その後に私がいた心療内科に受診されて、戦争後遺症と分かりました。

この人にとってもっとつらかった出来事は、お父さんと一緒に壕に隠れていた時、突然日本軍兵士から、「ここは今日から日本軍が使う。お前たちは出て行け」と言われたことだったようです。壕から出たら、艦砲射撃がバンバンと飛んできて爆発していて死んでしまう。「何とかおいてください」と父は土下座し、まだ子どもだった彼女も父に習って地面に顔を擦りつけました。すると兵士は刀を抜いて「非国民め！」と彼女らを罵ったのです。

実は彼女は当時の皇民化教育真っ盛りの学校で、まじめで優等生であり、生徒代表として学校の旗を持つ係でした。そして、「自分たちは将来天皇の赤子、天皇の子どもになって死ぬんだ」と自分に言い聞かせていました。そんな軍国少女だった彼女に、「非国民め」と、自分をまるで否定される言い方をされ、彼女は自己の価値が全否定されておののきました。このことが強烈なトラウマとして衝撃を与えたのだと思います。


Fさんは80歳の女性で、息子の死を契機に身体化障害になった例です。

8年前に息子さんが亡くなったのをきっかけに、不眠、抑うつ的となりました。同時に戦争の時の記憶が蘇ってきます。死体のうじ虫と人間の生肉の匂い、幻聴、寝ている時に触られる感覚などの体験に襲われました。同時に、体から力が抜けて歩けなくなり、整形外科では脊椎の圧迫骨折によるものと診断されて車いすの生活となりました。

８年後に、私のところに不眠の訴えで来られ、何回か話しているうちに、14歳の頃に家族と戦火の下を逃げる途中で姉と祖母を亡くしたと話してくれました。やがて治療が進んで不眠が解消されて元気を取り戻した時、不思議なことに8年間も続けていた車いすの生活から卒業できました。車椅子を卒業して自力で歩けるようになった彼女を見て、整形外科の医師がとてもびっくりしたそうです。

彼女は子ども時代の戦場の記憶が先にあり、その上に最愛の息子の死という対象喪失が重なって、身体表現性障害を引き起こしたものと考えています。

⑥ 破局体験後の人格変化と晩年の一過性精神病

70代女性のＧさんは沖縄戦の時に親たちは亡くなり、子どもたちだけで壕に隠れていました。アメリカ兵が「デテコイ、デテコイ」と呼びかけたので、弟と妹たちを連れて出て行きました。その時小学４年生くらいでしたが、戦争が終わって米軍の収容所から出た後は、弟と妹たちのために必死で働きました。特に晩年はまるで男みたいにとても荒っぽくなりました。そのため、子どもたちは近寄れば怒られるので、怖くて誰もそばに寄らなかったといいます。

ところが70歳を過ぎた頃に、息子さんが亡くなってから、夢ばかり見て眠れなくなりました。また、パニック発作のために外出できなくなり、ひたすら頭の中で悲観的な考えを繰り返すようになり、戦争の時に見た悲惨な場面がフラッシュバックしてくるようになりました。そして手が震えて動悸して泣いて、死んだ方がましだと毎日思うようになりました。

その後肺炎を患って、私がいた病院の内科病棟に入院しました。しかし、家庭からいきなり病院という異なる環境での生活に激変したので混乱したものと思われます。そして、もしかすると周りが戦場だと思ったのかもしれません。急に興奮したり怒鳴ったりするようになり、ついには病院を脱走しました。そんな落ち着かない患者を制止しようとした娘たちを殴りました。独り言をぶつぶつつぶやき、夜も全く眠らないありさまでした。

私が診察して投薬したところ、わずか2週間ぐらいでおさまりました。彼女は一過性の精神病的なエピソードを呈したものの、きれいにおとなしい人格に回復して退院されました。

⑦ 認知症の中に戦時記憶の再現

Hさんは97歳のおばあさんです。背中におもちゃの赤ん坊を背負って外来に来られました。高齢者施設に入っていましたが、「夜中に弾が飛んでくるから防空壕に逃げなきゃいけない、荷物をまとめなさい！」と言って暴れて泣き叫ぶようになりました。背中の子どもにミルクをあげなきゃいけないと言って、高齢者施設から脱走を繰り返すのだそうです。

話を聴いたら、5人いた子どものうち、3人の息子が戦場を逃げている時に死にました。もしかしたら、背中に負ぶったおもちゃの赤ん坊は、戦火の下で亡くなった子どもの一人だったかもしれません。

認知症になると、戦争の記憶も含めて過去の記憶を忘れてしまうのではなく、過去のトラウマ記憶はむしろ先鋭化して記憶の中で肥大化してきます。そのため、梅雨などに戦時記憶がフラッシュバックして、大騒ぎする高齢者は沖縄の高齢者施設では珍しくありません。

＜小括＞

2012年3月にベルリンで開かれた、ヨーロッパのストレス・トラウマ学会で、オーフス大学（デンマーク）のスピンドラーらが報告した「伴侶を亡くした高齢者の追跡研究」では、伴侶の死後4年以内に、幻視53％、幻聴48％、亡くなった伴侶との対話33％が見られた」と報告していました（Spindler et al., University of Aarhus, Denmark, 2012, Berlin）。

このように、ＰＴＳＤなどのトラウマ反応では、幻視や幻聴は意外とたくさん存在するものです。しかし日本の精神医学では、幻聴イコール統合失調症のサインであるという「常識」がまかり通っていて、震災や戦争やトラウマ後の非精神病性幻覚について、ほとんど知られていません。

ですから、沖縄戦を体験した高齢者のなかにも、通常の社会生活を送りながら、幻聴体験を持つ人が私の身近にもおられました。ただ、彼らの多くはそのことを語らず、精神科に受診することもなく社会生活を送っているものと思います。おそらく「言えば精神病扱いされるので」、「誰にも言っちゃいけない」ことになっているので、医者も聞くチャンスがないのではないかと思います。

70代の女性で、夫が亡くなってていねいに弔い万端を済ませたのに、夜中に亡き夫が出てきて困ると、私の外来に来られた方がおられました。「それは普通にあることなんだよ」と説明しました。この女性が沖縄戦の時にどうしておられたのかは聞きそびれました。

写真家の江成常夫氏の本（『鬼哭の島』朝日新聞出版、２０１１年）のなかに、サイパンでの戦闘を体験した彼が幻聴を聞いたというくだりがあります。

「夢に出るんですよ。戦車が攻めてきて頭の上にのしかかってくる。と、はっとして目覚める。下のほうから米兵が上がってくる。やられるぞと思った瞬間、気が付く。昼寝をしていても『お前どうして帰ってきたんだ、テニアンの洞窟になぜいないんだ』って声をかけてくるんだな」と。そして、戦争がもたらした魂の傷は復員して10年もの間癒えなかったという。

最後に ――沖縄戦から海外派遣自衛官関係者へのメッセージ

ここまで戦後60数年後に発症した沖縄戦のＰＴＳＤなどについて説明しました。お伝えしたいことは、その原因が何であれ、心に刻み込まれたトラウマ記憶は沖縄戦に見るＰＴＳＤと同様の現れ方をするということです。上司によるパワハラであれ、性暴力であれ、大震災やＤＶ

であれ、もちろん海外派遣自衛官の場合にもPTSDの現れ方は同じです。以下に、海外派遣自衛官とご家族のために、見極めのポイントを書いてみます。

思い出すと泣き出してしまいそうな場面がトラウマとなって心に焼き付いたとします。それを思い出すとつらいので、必死に見ないように思い出さないように本人は努力します。「努力が実って」トラウマ記憶は心の底深く沈み込んで、本人も周囲も何事もなかったかのような日々を過ごします。このトラウマが何かのはずみに表面化するのです。

東日本大震災の被災者のフラッシュバック

東日本大震災の津波で母親を失った女性がいました。仮設住宅での生活は不自由でしたが、母の妹である大好きな叔母さんと暮らすこととなり、再び安らかな日々が続いていました。ところが震災から2年後の春、突然叔母さんが亡くなりました。すると彼女は、母親が津波で亡くなった時の場面が画像で頭にフラッシュバックしてくるようになり、ひたすら涙があふれて眠れなくなりました。これは2年後に発生したPTSDでした。沖縄戦では60数年後に発症しましたが、その後福島の被災地で診療した経験から，PTSDは2年後でも5年後でも、9年後にも現れました。PTSDは何年もの時間差を置いて発症してきます。

フラッシュバックには過去のつらかった場面を思い出したり、あるいは画像で突然頭に侵入してくる場合とがあります。しかし本人は、いったいそれが何であるのか最初は全く分かりません。「何だか分からないがイライラする」と感じる人もあります。

Ｉさんは40代の男性でしたが、津波に襲われた母親を救出しに海の方へ向かいました。母を車に乗せて逃げる時、胸まで埋まった人間の姿や消防車が転覆している場面を目撃しました。この後、家族みんなで山形まで避難しましたが、行く先々で福島ナンバーだからとホテルの宿泊を拒否されました。その後帰省したものの、Ｉさんはイライラして眠れなくて怒りっぽくなりました。精神科に行って安定剤をもらったものの、家族に対する怒りっぽさはとまらず、震災の翌々年に離婚となりました。

たまたま震災の2年後に赴任した私が診察した時、不眠の様子が過覚醒不眠（一晩に何回も覚醒するトラウマ特有の不眠）だったので、薬を変えました。そうしたら3か月後、彼が来られて「おかげで眠れるようになりました。怒りっぽいのも取れて、夫婦仲が復縁しました」というではありませんか。

Ｉさんのイライラと怒りっぽさは，フラッシュバックによるものでした。過覚醒不眠を是正する薬物がトラウマ刺激をも鎮静化させてフラッシュバックを減らし、怒りやすさを軽減したのです。本人にとっても家族にとっても原因不明のイライラと怒りっぽさの背後にはフラッシュバックがあったのです。

10年経った東日本大震災の被災者の多くは、今も時々襲ってくる震度3程度の地震にびっくりしたり、不安になったり、動悸に襲われることがあります。つまり、いつでも自律神経が震災当時の過緊張状態（過覚醒状態、hyper-arousal state）に戻ってしまうのです。海外派遣自衛官が激しい戦闘ストレスを目撃されたとすれば、同じように帰国後も自律神経が過度に緊張しているものと思われます。ビックリしやすかったり、些細なことで怒ったり眠れなかったりするかもしれません。時には発熱することさえあります。

このような神経緊張状態が長く続いているうちに、疲弊して、自律神経レベルでの麻痺あるいは緊張低下（低覚醒状態、hypo-arousal state）が現れることがあります。疲れやすくなったり、意欲や気力が分かなかったりという、エネルギー低下に悩むことになります。まるでうつ病のようです。トラウマに慣れていない精神科医によって、うつ病と誤って診断される場合もあります。

過覚醒不眠は医者に相談を

繰り返しになりますが、ＰＴＳＤなどトラウマ反応であるかないかを見極める一番のヒントは、過覚醒不眠があるかどうかです。頑固な入眠障害や、毎日3時、4時になると目覚めてしまって眠れないとか、1時間おきに覚醒するなどのタイプの不眠です。このような不眠が続く時には、普通の不眠ではないと思って医者と相談することをお勧めします。

トラウマを乗り越えるために

1.SOSの能力
2.悲しむ能力・・・泣いてもいいんだ
3.語れる相手の存在
4.しごと、住居、仲間、お金、医療
6.音楽や芸能・・・地域力　cf.沖縄の高齢者
7.「今」を大切に生きる意志

医者に相談する時には、私のこの本の私の書いたページをコピーして持参されてもいいかもしれません。夜間に頻回に「起きろ、起きろ」と刺激する過覚醒刺激には、ピーゼットシー2mgか4mg、あるいはジプレキサ1・25mgを睡眠導入剤に追加するとよく眠れます。「臭いの記憶のフラッシュバック」に対しては、漢方薬の「桂枝加芍薬湯と四物湯」を合わせて飲むと良いとされています（神田橋処方と言います）。

　ここまで読んでくださいましてありがとうございました。

第4章　引き継がれる傷跡
——精神科医が聞いた語り

五十嵐善雄

戦争で心に傷を負った人たちがいることを知ったのは、今から約40年前、精神科医になったその年からだった。

しかし、当時はそのことが、私にとって重要な課題になるなどとは考えもしなかった。私の精神医学の根幹を支える重要な課題であると決定的に考えるようになったのは、ここ10年ほどだ。戦争が人々の心に傷を負わせ、そのことが世代を超えてさまざまな形で伝搬され、後の世代に精神症状として表出されていることを知り始めたとき、目の前にいる患者さんたちの理解がもっと深まってきたと考えている。

ここでは、私のささやかな精神科医としての歩みを辿りながら、戦争による心の傷に触れてみたい。

加害者の苦しみ

大学を卒業し、精神科医局に入局した年の秋だった。遠戚の叔父が脳梗塞で倒れ、意識が回復した直後に呼び出された。彼は、父方の遠戚（遠戚ではあったが、なぜか父とは仲が良かった）の人で、戦前に大学を卒業し、大企業に就職したものの召集を受け、満州で過ごしたことを子どもの頃から知らされていた。

病室を訪れると、彼はほかにいた見舞客に席を外してもらい、私一人だけになったところで、回復直後の滑舌が悪い状態で話し出した。「部隊長の命令で、自分の部下に罪もない中国人や満人を殺させた。今もそのときの断末魔の声が耳に残っている。こういったことがどれだけ苦しいか、精神科医であるお前にはわかるだろう。お前が精神科医になったことを聞いて、お前にだけには伝えて逝きたいと思っていた。皇軍の兵士がこんなことをしてはいけないとずっと思っていた……」

話はあちこち飛びながら、あっという間の30分だった。疲労困憊しているように見えたので、できるだけ話を聞きにくるから今日はこれだけにしようと話を打ち切った。その後、折に触れて呼び出され、話を聞くことになった。あの温厚な叔父さんが、こんな大変な過去を背負っていたことを知り、人というのは表面だけでは分からないものだとつくづく思った。

患者さんの中に見る戦争体験

研修医として入った病院は、1922（大正11）年、山形県内初の精神科病院本院の分院として1956（昭和31）年に閑静な田舎に建造された。当初は40床弱で始まったが、ライシャワー事件[*1]を機に、しだいに病床数を増やし、私が入局したときには460床にまで拡大されていた。私が配属された病棟は86床、開放型男女混合慢性社会復帰病棟だった。

まだ2年目の研修医だった私には、未熟な精神医学の知識しかなく、患者さんと一緒にさまざまな活動やリクリエーションに参加し、タバコを吸い、温泉入りやラーメン食べに出かけ、上司に指示されて往診に出かける日々だった。

病棟の家族会があり、病院会議室で総会の後、近くの温泉旅館に泊まり、総会の打ち上げがあった。新人の義務と言われ参加したが、患者さんのお母さんたちに散々お酒を飲まされ、私は早々と寝入ってしまった。翌朝、露天風呂に入っていたところ、一人のお母さんが入ってきた。よく晴れた蔵王山を見ながら、「戦時中に妹と二人で満州に渡った。戦争が終わり逃げてくる途中で妹がロシア兵に捕まり、凌辱され殺された。その時の『おねえちゃん助けて』という声が今も私の耳に残る。娘が20歳になって発病した。しだいに自分が分からなくなっていくときに、『お母ちゃん助けて』って叫ぶ。その声が妹の声にそっくり。私は、二人の人間を救うことができなかった」と涙声で語った。私は、適切な言葉が見つからず、「大変でしたね」と、つぶやくように声を出すしかなかった。

朝食後、病院に戻っていつものように病棟業務についていたところに、そのお母さんがそっと近づいてきて、「さっきの話は、私と娘が死んだらしてもいいけど、それまでは先生の心のなかに収めといてね。病院で初めて山形弁を話す精神科医に出会って、墓場まで持って行こうと思っていたことをついつい話してしまった」と苦笑された。「とても大切な話を聞かせていただき、ありがとうございました。自分のなかで深く考え続けたいと思います」とだけ返事をした時には、彼女は颯爽と廊下の角を曲がっていた（今はもう、二人とも亡くなっている）。

その頃から、私の病棟にいる慢性統合失調症の患者さんの中には、戦争に傷ついて統合失調症になった人が結構いると気づけるようになっていった。

砲弾の中を生き延びて発病し、通信兵として巡洋艦に乗り込み、爆撃が隣の兵士に直撃し、モールス信号を打つ手に肉片がこびりつき、それを機に発病した人など、事例は一つや二つではなかった。しかし、それをどう表現すればよいのか、私にはその手立てがなかった。

内地留学を終えて——外国人花嫁たちの背景にある日本

病院での研修の後、北九州市立デイケアセンターの所長だった坂口信貴先生のもとに4年間、内地留学をした。個人精神療法や家族療法、薬物療法、チーム医療、地域医療などを学び、私は研修医として1年間過ごした元の病院に戻り、しかも同じ病棟を受け持つことになった。

時々来院する家族にお願いして、3世代から4世代にわたる家族歴と成育歴をていねいにとり始めた。父親がシベリア抑留中に生まれた子ども、元憲兵だった患者の家族否認妄想、南京虐殺事件の1937（昭和12）年に確かに南京にいた兵士……戦争の爪痕がしだいに私に明確に意識できるようになっていた。

しかし、その当時、私には心的外傷後ストレス障害（post traumatic stress disorder：PTSD）の知識はなく、まだ私の心には重く受け止められていなかった。そんな時、平成に入って間もない頃、ある晩友人がやってきて、「山形にも難民がいる」言ったことがきっかけになり、いわゆる山形に来た外国人花嫁の定着支援に、ボランティアとして関わることになった。

ある時、山形に来て境界例[*2]のような状況に陥っていた外国人女性に会った。私に出会うまでに、彼女は山形県内の全ての支援者と争いになり、今日の夜を精神科病院で過ごしてもらうしかなくなっていた。そのことをやんわりと彼女に話したところ、「日帝支配40年、そしてまた私を支配する気か」としっかりした日本語で言い放ち、私を平手打ちした。彼女の祖父が日本兵に尊厳を傷つけられ、そのことを彼女は小さいときから聞かされていたということを後で知った。

このことをきっかけに私は、日本にやってくる外国人花嫁の母国と日本の近現代史を調べるようになった。彼女たちの母国の歴史教育のなかで日本はどのように語られているのか。フィリピン、韓国、中国、台湾、ベトナム、タイ、オーストラリア、カンボジアといった国々が日本をどう見ていたか、知れば知るほど自分の無知に気づかされた。同時に、日本の歴史教育が、近現代史をすっ飛ばして教えていることに驚かされた。

いじめた者はいじめた過去を忘れ、いじめられた者はいじめられた過去の事実を子々孫々まで伝えるということを、「者」を「国」に置き換えて考えなければいけないと痛感した。しかし、私はその当時でもまだ心の傷についての理解は不十分だった。

PTSDの理解と心の傷を抱えた病院職員の発見

外国人花嫁対応にモデルを探していたころ、同じように外国人労働者や移民を扱っている精神科医が全国にいることにようやく気づき始め、1993（平成5）年、社会精神医学会の際に多文化間精神医学会[*3]が設立された。全国からの外国人情報が流れてくるようになったことは、山形のような田舎に住む人間にとっては大きな資源となった。

そして1995年、阪神・淡路大震災が発災。その翌年に翻訳出版されたジュディス・ハーマン氏の『心的外傷と回復』[*4]によって、私はようやくPTSDの全貌が見えるようになってきた。同じ時期に、県警の依頼より外国人犯罪に関与するようになり、にわかにPTSDが私に集中するようになってきた。薬物療法の効果が期待できないために、TFT[*5]やEMDR[*6]、ブレインジム[*7]など、学べるものは何でも学ぼうとした。学んできては、職員にお願いして被験者になってもらった。

あるとき、ＥＭＤＲ中に居眠りしてしまう職員がいた。協力できなくて申し訳ないと深々と頭を下げる彼女に、まだ初心者でわけもわからずやっているので、こちらこそ申し訳ないと謝罪した。

それから1か月ほどたって、その彼女が「時間をとってほしい、話を聞いてもらいたい」と言ってきたので、早速話を聞くことにした。「自分は18歳まで父から犯されてきました。先生はそのこと知っていたから、私を被験者に選ばれたのではないでしょうか」ということだった。話をよく聞いてみると、中学生のころから、父親から犯され続けていた。それが嫌で18歳で上京し、住み込みで看護師の資格をとったと言う。どの患者にも優しく接する彼女の姿勢にいつも感心していた私は、誰にも言えない過去があることなど想像することすらできなかった。私は唖然とした。

当時私は、副院長になり、病院の産業医になっていた。職員の中にも心に傷を負っている人たちがいることがぼんやり見えてきた。ＤＶに苦しむ人、アルコールやギャンブルなどの依存症を抱える配偶者のいる職員。しかも、彼や彼女は、自分が傷を抱えていることさえ自覚していない。それをどうやって自覚させていけばいいのか、それを侵襲的にならないように気づかせるにはどうしたらよいのか。

職場の健康診断に引っかかった職員に一人ひとり、家族のことなど話を聞いていくと、さまざまな問題を抱えていることがわかった。何とかしなければと思ったものの、その時点で私自身がオーバーワークになっていた。妻が癌の末期状態であることが発覚し、約7カ月の闘病生活で他界した。喪失体験は、私が駆け出しの精神科医だったころからのライフワークの一つだった。心的外傷と喪失体験は、紙の裏表のようなもので、PTSDの患者さんを診療するたびごとに、私自身が多大なストレスを抱えることを身体で感じるようになっていた。

そのストレスを身体が受け止め、その身体の疲弊を感じ取る力を無視して生きている自分に気づくようになったころ、サテライトクリニックへの異動を命ぜられた。組織に縛られて働く体力は自分には残っていないことを自覚し、再婚したことを機に、2007年から小さなクリニックを開業し、無理のない生活をしようと考えるようになった。そこで病院職員の心の傷の調査は、そのままになってしまった。

病院職員、とりわけ看護者の中には人知れず心の傷を抱えている人たちが少なからずいることについて、私はもっと配慮が必要なのではないかと、今でも考えている。

開業後——傷跡を今に引き継いで生きる

初診には1時間をかけ、できるだけ薬を使わない医療をと考え、身体療法なども多用することにした。特に妻は、TFTやEMDRなどさまざまな身体療法を使えたので、女性の患者で解離やPTSD傾向の認められる患者は、妻に治療をお願いした。

東日本大震災のあった2011年3月11日以降、1週間以上、患者さんは来なかった。抗不安薬を極力処方しなかったこと、睡眠薬も可能な限り減らす努力をしていたことが起因したのだろうと思う。

震災は、近所の老健施設から通う陳旧化した統合失調症の人たちにさまざまな影響を与えたうだった。その中の1人の患者さんは、ハロペリドール15mg分3、就寝前に100mgのヒルナミン、そのほかにいくつかの薬剤を服用していた。戦争中に満州にいたということから、私が対応したことのある外国人花嫁の出身地である内モンゴルやモンゴルの草原の話などをして、に一度、10分程度の話をしていたが、震災からほどなくして、彼は付き添いを外して聞いてほしいと言った。それから毎週30分の時間をとって、彼の話を聞いた。

彼の幻聴は、満州で上官の命令で殺してしまった中国人の泣き叫ぶ声だった。その中に女や子どもの声もあった。日本に戻ってきてたまたま一流企業に採用された。しかし、上司に無茶苦茶なことを言われているときに、中国でしてきたことがフラッシュバックしてきて、夜も眠れなくなった。うつむきながら話す彼の目からは滂沱《ぼうだ》の涙が流れ、ティッシュではなくタオルを置かなければならなかった。聞く私も涙を禁じ得なかった。

処方は、最終的にハロペリドール1mg就寝前で落ち着いた。彼は、これ以上減らすと過去の映像が蘇って眠れなくなると言った。しかし日中フラッシュバックが起きてきても、それは自分が向き合わなければならない仕事だからと言い切った。自分の話は、自分が死んだら誰にでも話してよいが、死ぬまでは先生の心の中に収めてくれと言われた。彼が満足しきるまでには、半年の歳月が必要だった。

そして再び月に一度の診察に戻った。受診最後の日に、自らの死を自覚したかのように「戦争は絶対にしてはいけません。それを若い人たちに伝え続けてください」と安らかな顔で握手を求められた。それからほどなくして肺炎のために亡くなった。彼の話から加害者のPTSDも大事に扱わなければと考えるようになった。また、戦争による傷痕は、その時代を生きた人のみならず、世代間連鎖としてその傷を引き継いで今を生きる人たちがいることを忘れてはならないことを肝に銘じたい。

過去の事実と向き合う

「一億総懺悔」という言葉は、日本人全員が戦争を起こした責任を懺悔することだと私は思っていた。たまたま辺見庸氏の『1★9★3★7』[*8]を読んだ。一億総懺悔は、戦争に勝てなかったことを天皇に詫びることだということを初めて知った。極東国際軍事裁判[*9]で外国人によって戦争責任の裁判が行われた。しかし、日本という国は、国民が自ら自国の戦争責任を問うことをしなかった。東久邇首相によって一億総懺悔にすり替えられ、いまだに戦争責任を追及する者もなく、マスコミも触れようとしない。

いじめのために自殺した子ども、その家族は、悲痛の声を上げる。しかし、いじめた者は顔も出さず、自責の念さえ語らない。戦争のために上官の命令で罪のない無辜《むこ》の民を殺し、戦後何十年も苦しみ続け、統合失調症患者としての人生を送り、しかも「皇軍に一人も戦争神経症はいない」として、彼らは戦争の犠牲者として日本という国に受け入れられることはなかった。戦争を引き起こした責任者は、その責任を恥じもせず戦後を生きている。いじめられて自殺した人間をいじめた人間は、責任もとらずに何食わぬ顔で生きている、日本という国は、責任を受け止める文化のない国なのではないか。

かつて人権問題にうるさかった精神科医は、精神疾患と戦争について語ることは少なかった。医師も看護師も、あの戦争に関わってきた歴史があるはずである。

ヴァイツゼッカー[*10]は、「荒れ野の40年」のなかで語る。若者にあの戦争の責任はない、しかし、過去に目をつぶる者は未来に対して盲目になると。過去の事実と向き合うという作業は、心の傷を抱える人にも、それを扱う治療者にも避けては通れない営みである。

註釈

＊1 ライシャワー事件：1964年、駐日米国大使・エドウィン・O・ライシャワーがナイフで刺され、重傷を負った。犯人が精神疾患患者であったこと、大使が輸血後肝炎を発症したことから、精神衛生法の改正（緊急措置入院制度の新設など）、売血制度の廃止へと繋がった。

＊2 境界例：境界性パーソナリティ障害(borderline personality disorder, BPD)とも。対人関係、自己像、感情などに著しい変化が見られる。

＊3　多文化間精神医学会：海外駐在員やその家族の適応問題、帰国子女の再適応、日本国内における外国人労働者の適応問題、外国人花嫁問題、国家間・民族間の紛争、それに伴う難民問題、宗教・民族問題などを多方面から専門的に探求するために設立された（同学会ウェブサイトによる）。

＊4　『心的外傷と回復』：中井久夫訳、みすず書房、１９９９年（増補版）。

＊5　ＴＦＴ®（thought field therapy：思考場療法）：米国の心理学者・ロジャー・キャラハン博士が１９７０年代の終わりに発見し、発展させてきた心理療法。ツボをタッピングすることで心理的問題の症状改善を図る（一般社団法人日本ＴＦＴ協会ウェブサイトによる）。

＊6　ＥＭＤＲ（eye movement desensitization and reprocessing：眼球運動による脱感作と再処理法）：１９８９年に米国の臨床心理学者・Francine Shapiro が発表した心理療法。８段階、３分岐の過程によって、健常な情報処理、統合の再開を促す（日本ＥＭＤＲ学会ウェブサイトによる）。

＊7　Brain Gym®：米国の教育学博士・ポール・デニソンにより開発された、「ブレイン」（脳）を活性化させるための「ジム」（体操）。この体操を「ブレインジムエクササイズ」といい、26種類の動きを学ぶことで、運動能力の向上、精神面の安定を図る（公式サイトによる）。

＊8　『１★９★３★７★（イクミナ）』：辺見庸著、角川文庫（上・下）、KADOKAWA、２０１６年。

＊9　極東国際軍事裁判：東京裁判とも。１９４６年5月～48年11月、東条英機らＡ級戦犯28名に対し、連合国が審理。

＊10　第6代ドイツ連邦大統領・リヒャルト・フォン・ヴァイツゼッカー。「荒れ野の40年」は、１９８５

年5月8日のドイツ終戦40周年演説。

〔初出〕五十嵐善雄（2019）：引き継がれる傷跡―精神科医が聞いた語り―小特集「戦争とこころの傷」、教養と看護、日本看護協会出版会
https://jnapcdc.com/LA/igarashi/

第5章　戦争トラウマ―高齢者臨床の現場から

田村修

「饅頭～！」
看護師がかざす懐中電灯の光に照らし出されたAさんの表情は、まさに「哀切」そのものでした。「いま肺炎で入院しているんですよ。それに今は夜中だから食べられないんだよ～」。「……そうか……」と説得して一瞬納得していただいたものの、しばらくたつと、また「饅頭～」と叫ぶAさん。当直で呼ばれた私は、通常の夜間せん妄としてひとまず薬物対応しましたが、どうにも腑に落ちませんでした。カルテのどこを眺めても、Aさんが「饅頭～」と叫ぶ理由が分からなかったからです。

先の大戦時では、日本でも多くの戦争神経症患者が発生し、戦争末期には国府台陸軍病院を中心に1万を超える患者が収容されていました。しかし、「皇軍に砲弾病なし」とのスローガンの下、徹底的な隠蔽が図られます。敗戦直後に全焼却命令が出された戦争神経症患者の病床日誌は、心ある関係者の手によって各地でひそかに保管され、後日再発見されるに至ります。膨大な記録は『資料集成 精神障害兵士「病床日誌」』（六花出版　全3巻）にまとめられていますが、その経過の詳細などは中村江里さんの章節に譲ります。この本は道内の5か所の大学図書館に所蔵されていますが、しかしながら、医学部を持つ3大学はここには含まれていないのは示唆的です。

私が医師になりたての頃は、ようやくPTSDという概念が一部で知られ始めたばかりで、もちろん戦争トラウマについて、私は何の知識も持ち合わせずに医者になりました。

さて、前夜の「饅頭」Aさんが気になった私は、翌日改めて本人のところに足を運びました。予想通りというべきか、前日のことはよく覚えていなかったAさんです。「ところで、どうして「饅頭」だったんでしょう？」と尋ねてみたところ、実は先の大戦中に衛生兵だったこと、所属していた小隊では「病気になって弱ったら甘いものを食べさせてもらえる、その最上級が饅頭だった」ことを教えていただきました。

「昨夜はそれほどお辛かったんですね」。当時の私にはそう答えるのが精いっぱいでした。今思えば、この方が私にとって最初の戦争トラウマ患者でした。今から20年ほど前のことです。

それから5年ほどして、外来で出会ったBさん。初老期の女性です。「パニック障害がよくならないので」と私の外来に紹介されてきました。それまでも標準的な治療は一通り受けておられたのですが、なかなか発作がよくならない。日常の大変さと発作の関連について丁寧に話し合いながら、薬も多少調整し、症状は徐々に改善の兆しが見られましたが、なかなかすっきりしないまま時が過ぎました。

ある日の外来で、ふと「先生、発作の時に重油の臭いがしたんです」と言われました。その時はお互いに理由が分かりませんでしたが、後日「……実は」と、幼少期に東京大空襲に遭遇したことを話してくれました。

「先日、テレビで東京大空襲のドキュメンタリーをやっていて、それを見ながら突然、当時のことを思い出したのです。燃える街を逃げまわりながら途中で気を失い倒れた私は、そのまま死んでいるものと思われて死体安置所へ並べられました。顔に布をかけられ、周囲に重油をまかれたそのタイミングで息を吹き返し、九死に一生を得ました。その時の重油のにおいと布に覆われた感触を、先日はっきりと思い出しました」。

この話を、彼女は今まで誰にも話してこなかったのだそうです。いや、思い出すこともなく記憶の奥に閉じ込めて必死に戦後を生きてきたのでしょう。その戦争トラウマが、初老期にパニック発作に形を変えて蘇ったのだと理解できました。

「先生、私の発作は昔のトラウマだったのでしょうか?」。「おそらくそうでしょうね。そして無理にとは言わないけれど、いつかこのことを誰かに話せる日が来るといいですね」と私は伝えました。それからまた何年か経ち、彼女は知人にも後押しされながら、自分の戦争体験を語る語り部をし、「心的外傷後成長（Posttraumatic Growth, PTG）」を体現されておられます。

入院中に突然、「死体が転がっている！」と興奮しだした高齢の男性Cさん。通常の薬物対応が効かないということで相談されました。安定剤で少し落ち着いてもらってから話を伺うと、「山から逃げてきて、今は海辺にいる……。そこら中に死体がたくさんある……。逃げないと大変だ…」、「退去せよ！　の命令を待たずに下船することは、重大な違反行為だ！」などと話し続けました。

ご家族に話を伺うと、この方はパラオ近くのメレヨン島で終戦を迎えた人でした。メレヨン島は本土からの補給が断たれ、多くの人が餓死した「地獄の島」だったそうです。Cさんも数年前までは同期会の集まりに出席していたのですが、みな鬼籍に入り、ここ最近は出歩くこともなくなっていました。その矢先に体調を崩して入院。くしくも大興奮した日は8月16日でした。

「それは大変でしたね。ここは安全ですから安心してください」と伝えたところ、一瞬表情が和らぎました。ところで、彼は家族には戦中のことはほとんど話さず、家では寡黙で怖い父だったそうです。この方に限らず、多くの人が自身の戦時中のつらい体験を周囲に語ることなく、必死に戦後日本を生き抜いてきたのだと改めて感じさせられました。

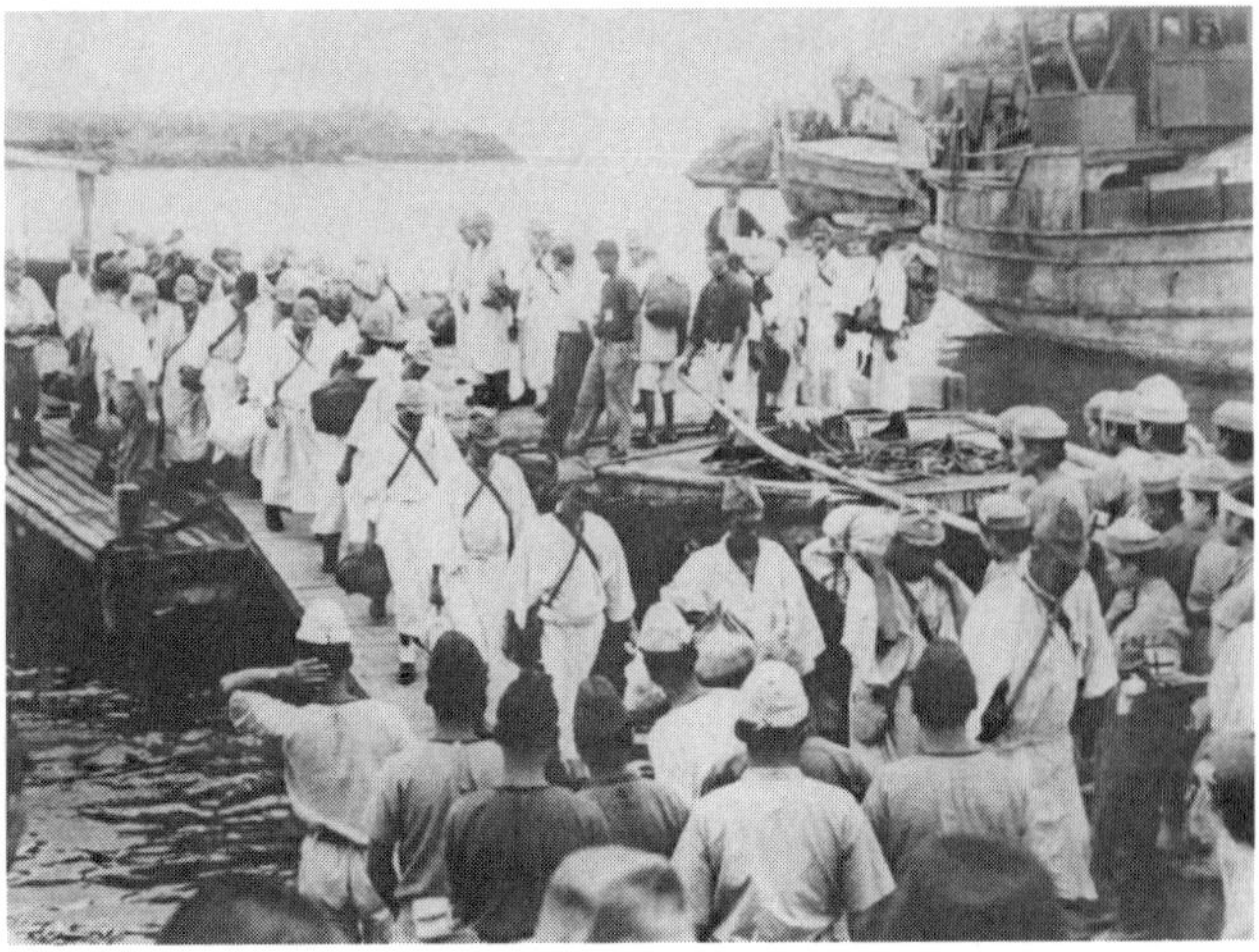

〝飢餓の島〟メレヨン島で生き延び、別府港に到着した日本兵たち（1945年9月26日）写真提供：共同通信社

「生きていても仕方がない……」と自宅でぐったりしているところを訪問した民生委員に発見されたDさん。救急搬送入院となりましたが、入院当初は点滴を自分で抜いたり、薬の内服を拒むなど、全てのケアに拒否的でした。夜興奮している時の会話に、「ソ連兵」という言葉が発せられていたとの看護記録をヒントに、本人に話を伺うと、樺太で終戦を迎え、北海道まで引き上げてきて苦労した話をしてくれました。

「樺太では結構裕福な暮らしをしていたけれど、終戦になって。日本ていう国は冷たいね。私たち放り出されたも同然。直後にソ連兵が銃剣もってめてきて。命からがら稚内に脱出。私たちの後にて留萌を目指した船はソ連の潜水艦にやられて沈だでしょ。あれは、私たちだったのかもしれない。引き揚げてきてからは、いろいろいじめられたり労して。でもなにくそ！　という気持ちで今まできてきた。それが、最近になって思い出すの。暗ところで光を見ると、ソ連兵の銃剣を。あれで全の荷物を刺すの。誰かかくれていないかってね。ういう光景が。最近になって思い出されるの。不議ね……」

「あなたのように、高齢になってから戦争の時つらい記憶を突然思いだすことは、戦争トラウマと言って、実は大勢いることが最近分かってきたんです。皆、戦後は一心不乱に生きてきて思い出す暇もなかったのが、老後になってふとしたきっかけでまざまざと思い出す。自然なことです」。「今後は元気を取り戻して、穏やかな生活を送っていただきたい。そのお手伝いをさせてください」

そう伝えた日を境に、Cさんが夜興奮することはなくなり、周囲のケアも徐々に受け入れられるようになりました。

幸いにして、今私と一緒に働いてくれている専任スタッフたちは、患者さん一人ひとりの人生に寄り添い、「昔結核の療養でつらい思いをしていて、そのトラウマがあるみたい」、「この方の拒絶って、昔の戦争自体のトラウマあるんじゃないの?」と、高齢者の様々なトラウマ体験に気づいてくれています。しかしながら、いまだに精神医学や認知症ケアの標準テキストには、「その高齢者が体験したであろう戦争体験・トラウマを念頭に置いて理解するように」などという一文はありません。

まるで日本が過去に戦争を行ったこと、その体験者が今の高齢者であることが、すっぽりと抜け落ちているようです。

第Ⅱ部

現代の紛争と自衛官のトラウマ

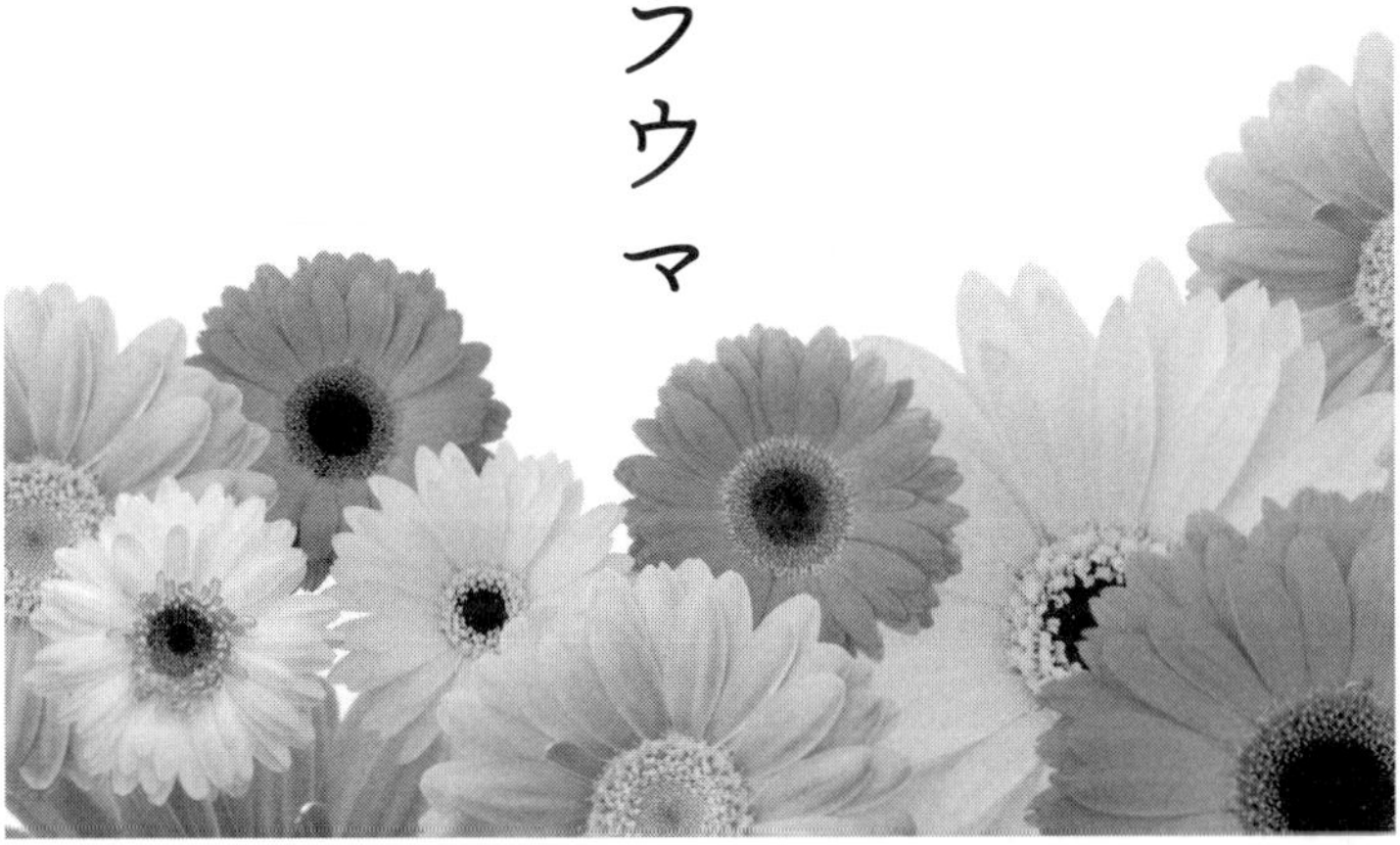

第6章　もう一つの戦争トラウマ――外傷性脳損傷（ＴＢＩ）

大竹進

戦争と外傷性脳損傷ＴＢＩ（Traumatic Brain Injury）についてお話いたします。

海外では、ＰＴＳＤとともにＴＢＩも非常に問題になっています。1月8日にイランがイラクに対してミサイル攻撃をしました。当初、米軍の発表は負傷者なしでしたが、2月11日になって」ＢＢＣは１０９人がＴＢＩだったと報じました。そして、ＴＢＩについて以下のように解説しています。「米軍によると、ＴＢＩは戦闘地域で良く発生する。原因は、爆弾の爆発が最も一般的だという。軽度のものは『脳震とう』としても知られる。爆発による『大気の異常高圧に続く異常低圧や真空状態』によって起こり得るとされる。米政府によると、２００９年以降40万人を超す軍関係者がＴＢＩの診断を受けている」

最初にＴＢＩ（外傷性脳損傷）と、程度が軽いという意味のｍＴＢＩ（軽度外傷性脳損傷）、高次脳機能障害についてお話します。もう一つは、一回の衝撃だけではなく、スポーツで何度も繰り返し衝撃を受けると同じような症状が出るCTE（慢性外傷性脳症）について、さらに、整形外科や外科でよくある、交通事故で起こる脳脊髄液漏出症という病気ついてもお話いたします。

1　外傷性脳損傷（TBI）

頭部に外から強い力が加わって、頭の皮膚が切れたり、頭蓋骨を骨折したり、脳にいろんな損傷が生じることを「頭部外傷」（head injury）と言います。脳に加わった外傷で脳の組織が壊れてしまった状態を「外傷性脳損傷」（TBI：traumatic brain injury）と言います。

アメリカCDC分類では、打撃やパンチ衝撃によって生じる脳の機能の障害と定義され、労災や交通事故でも問題になります。交通事故損害賠償研究会によると、「TBIには40通りの定義があり、医学的に統一された用語ではない」ということで、まだ混乱しています。

2　軽度外傷性脳損傷（mTBI：mild TBI）

外傷性脳損傷の中でも程度が軽い軽度外傷性脳損傷（mTBI）があります。これは1993年に米国リハビリテーション医学会が定義したもので、外傷によって脳機能の生理的混乱を引き起こし、次のいずれかの症状を示す場合と定義しました。①ある一定期間の意識消失、②事故の直前直後における記憶の喪失、③事故発生時の精神状態の変化、④一時的または恒久的な局所の神経障害とされています。

症状は、①身体的症状として、吐き気、嘔吐、めまい、頭痛、倦怠感、睡眠障害、だるさ、無気力、②認知障害としては、注意力や集中力がなくなったり記憶の障害、③行動や感情反応の変化では、イライラ、うつ状態や情緒不安定などが示されています。

WHOは2004年にmTBIについての論文を分析し、受傷後の意識レベル、グラスゴーコーマスケール（GCS）と意識消失の時間、外傷後健忘の程度について書いています。mTBIの意識消失は30分以内で、外傷後健忘も1日以内、GCSは13から15点と、ほぼ正常に近い人を軽度（mTBI）と定義している論文が多いことを紹介しています。[*1]

さらに、米国退役軍人省/国防総省（VA/DoD）は、これらの項目からTBIを軽度・中等度・重度に分類しています。[*2] 重症度とCTやMRI画像との関連性はなく、軽度の場合（mTBI）は画像に異常がない、中等度と重症の場合も正常か異常があってもいい、とされています（図1）。

米国CDCは子どものmTBI診断管理のガイドラインを出しています。[*3] 子どもでもスポー

図1　米国退役軍人省／国防総省によるＴＢＩの分類

分類	Mild(軽度)	中等度	重度
画像の異常	正常	正常か異常	正常か異常
意識消失（LOC）	0〜30分	30分〜24時間	24時間以上
意識変容（AOC）	0〜24時間	24時間以上	
外傷後健忘(PTA)	0〜1日	1〜7日	7日以上
GCS（受傷後24時間）	13〜15点	9〜12点	9点未満

ツや交通事故でｍＴＢＩになるため、ガイドラインが出されました。レントゲンやＣＴ、ＭＲＩ、造影ＭＲＩ、ＰＥＴなどの画像診断は全員にやる必要はない、と書かれています。つまり画像で異常が出ない場合があるので全員にやる必要はないと判断しています。最近言われている、いろんな血液中のマーカーの検査もすべきではないとガイドラインに書かれています。日本では画像診断で異常のない場合はＴＢＩと診断しないと考えている人が多くいますが、世界の流れとは異なっています。さらに、多彩な症状をチェックするために１３３項目のチェックリストも利用されています。[*4]

外傷性脳損傷（ＴＢＩ）の症状

ＴＢＩの症状としては、認知障害、感情・行動機能障害、身体の障害の３つに大きく分かれています。

一番目の認知障害には記憶障害と注意障害、遂行機能障害があります。

記憶障害は、新しいことを覚えたり、発症前後の記憶を思い出したりすることが難しくなる障害です。具体的には、少し前の出来事や予定を忘れてしまう。何度も同じことを繰り返して話してしまう。自分が忘れたということに気づいていないこともあります。

注意障害というのは集中することが難しくなり、行動の切り替えが難しくなるような障害で、周囲のことに気が散ってしまって作業に集中できない、同時に二つのことができない、たとえば料理をしながら洗濯ができない人もいます。

遂行機能障害は、物事や行動を計画して順序立てて行うことができなくなる障害です。状況に応じた優先順位がつけられない、トラブルに対応できず臨機応変に行動することができない、手順を一つひとつ言われないと行動できない、今までできていた料理ができなくなる、などの症状があります。

二番目の障害としては、感情や意欲・行動をコントロールすることができなくなる感情・行動機能障害があります。欲求や感情が抑えられない状態と、意欲がわかない場合に分かれています。突然怒る・笑う・泣く、したいことがあると我慢できない。新しいことや環境の変化によって不安になり落ち着かなくなる、というようなことです。

ＰＴＳＤで不安やうつがあって自殺する人が多いということも問題になっています。２０００年から２０１７年までのデータを分析した論文では、年々上昇していると報告されて

表　外傷性脳損傷（ＴＢＩ）の症状

・認知障害
　記憶障害、注意障害、遂行機能障害
・感情・行動障害
　ＰＴＳＤ、不安、うつ、行動の障害・社会的な問題
・身体の障害
　視力、聴力障害、継続する頭痛、けいれん発作、
　においと味覚の障害、膀胱直腸障害、
　内分泌・自律神経系の障害

います。白人のＴＢＩ自殺率は、２０００年頃は10万人あたり5人ぐらいなのが、２０１７年ではほぼ8人近くなっているということで、なぜか白人の人の自殺率が高くなっていることがレポートされています。

三番目の症状として身体の症状があります。視力や聴力の障害、継続する頭痛、けいれん発作、匂いと味覚の障害、尿や便の失禁、汗をかいたり立ちくらみが起こったりの自律神経の障害などが出ることもあります。特に光に対する反応が変わりＴＢＩの50％の人は光に過敏になると言われています。

これらの症状は、高次脳機能障害の時に見られる症状ですが、ほかに、半側空間無視という症状が出ることもあります。見えてはいますが左側半分のことが頭に入ってこないということで、食事の左半分を残してしまう、歩行中に左のものに気づかずにぶつかってしまうなどの症状が出ることもあります。

日本におけるTBI

日本におけるTBIは、まず2003年に労災通知が厚労省から出されました。「神経系統の機能又は精神の障害に関する障害等級認定基準について」ということで、「脳の器質的損傷に基づく精神障害については高次脳機能障害と位置付けた上」で、障害に認定するとしています。

それから10年経った2013年に、「画像所見が認められない高次脳機能障害に関しては」、「第14級の9で認定すること」とし、つまり「認定してはいけないということではなくて、画像に異常がなくても認定することは可能だ」という通知を出しました。

TBIを扱っている学会は日本脳神経外科学会、日本脳神経外傷学会、日本外傷学会が中心になっています。また、防衛医大がTBIについて熱心に研究をしています。防衛医学研究センターというところで、戦傷病・外傷分野、感染症防護分野、ストレス・レジリエンス分野、特殊衛生防護分野の研究をずっと続けています。日本とアメリカ軍の「爆風による障害についてのフォーラム（Forum on Blast Injury）」というのが毎年開かれていて、2016年は日本で開かれました。

防衛医学研究センターの研究部門の論文は、ホームページで見ることができます。「軽症頭部損傷の病態解明に関する研究」では、「爆発による衝撃波によって外見には異常がないにもかかわらず、後に高次脳機能障害やPTSDを発症することが知られており、頭部爆傷（bTBI）として問題視されている。特に頭部外傷の8割近くが軽症であることから、軽症頭部爆傷モデルの開発およびこれを用いた基礎研究は非常に重要な課題である」として、実際にマウスを使った研究が始まっています。

「頭部爆傷における高次脳機能障害の治療」では、「一時爆傷によって、外見上の異常がないにもかかわらず、精神障害、記憶障害、集中力低下などの高次脳機能障害を呈するケースが多発し、いわゆる頭部爆傷として問題になっている。特に精神症状として、PTSDを発症しやすいといわれているが、そのメカニズムは未だに解明されていない」とされています。

防衛省の最近の論文「軽症頭部外傷の病態解明に関する研究」が2020年2月6日にインターネット上に公開されています。マウスの脳にレーザーによって衝撃を与えて、脳内にどういう変化が起こるか研究を続けていて、今回は受傷28日後のマウスの「海馬における神経細胞の障害を示唆する所見を認めた」と報告されています。

3　慢性外傷性脳症（CTE：Chronic Traumatic Encephalopathy）

TBIと似ていますが少し違う「慢性外傷性脳症」（CTE：Chronic Traumatic encephalopathy）という概念があります。

これは映画「Concussin」で有名になりました。ナイジェリアから夢を抱いてアメリカにやってきたベネット・オマルは、優秀で誠実な医師で、２００２年にピッツバーグで検死官を務め、元ＮＦＬの名選手マイク・ウェブスターの変死解剖を担当します。長期間にわたって激しいタックルを受け続けることにより引き起こされ「ＣＴＥ（慢性外傷性脳症）」という新しい疾患を発見し、マイク以外にも多くのプレイヤーたちが精神を病み、謎の死を遂げていることに気づいたという映画です。

「脳しんとうを長年繰り返すと『慢性外傷性脳症』に～元アメフト選手の９割に確認、精神症状や認知障害に悩まされる」という、２０１７年の英語の論文[*5]を、医学ジャーナリストの大西淳子さんが日本語で紹介しています。

アメリカンフットボール選手の脳にどのような変化があったかを研究しています。ブレインバンクといって、亡くなった人が脳を提供して保存し、それを病理解剖して研究するという方法で行われました。２０２例が研究対象になり、そのうち病理学的な変化がありＣＴＥとして診断された人が１７７人いたと報告されています。フットボール選手でＣＴＥが多く見られ、死亡年齢は52歳から77歳、平均67歳。死因は神経の変性疾患が39％，心血管疾患が19％，自殺がなんと18人、20％とかなり高くなっていました。

スポーツのレベルの高い選手ほどＣＴＥの割合も高いと結論づけています。病理を見ると、脳組織の中にリン酸タウ蛋白質（ptau）が沈着している。さらにアミロイドβも沈着し、重度になればなるほど、それらの沈着が多くなる。
ＣＴＥ177人のうち臨床症状が分かっている人は111人いて、症状としては、物忘れ72％、行動と気分の障害91％、自殺願望あるいは自殺企図が33％、36人もいて、ＰＴＳＤは11％でした。自殺願望が問題になっています。
タウ蛋白質はアルツハイマー病でも出てくるたんぱく質ですが、ＣＴＥとアルツハイマー病とでは、出ているタウ蛋白質が違ってるという論文が去年出ています。ＣＴＥにおけるタウ凝集体の構造がアルツハイマー病のタウ凝集体の構造とやや異なっていることが明らかになって、この構造のわずかな違いによって個々の神経変性疾患が起こっているのではないかと結論づけている論文です。[*6]
日本の研究として量子化学機技術研究開発機構と慶応義塾大学医学部、日本医療研究開発機構が一緒に研究している論文が、９月２日にプレスリリースされています。異常なタウ蛋白があるかどうかを見つける検査についての発表です。いままでは死後脳を解剖してから分かっていたのが、生きている間にも脳検査で分かるかもしれないという報告です。[*7]

4　脳脊髄液漏出症

もう一つは脳脊髄液漏出症、脳脊髄液減少症、低髄液圧症候群で、これらは全く同じ傷病

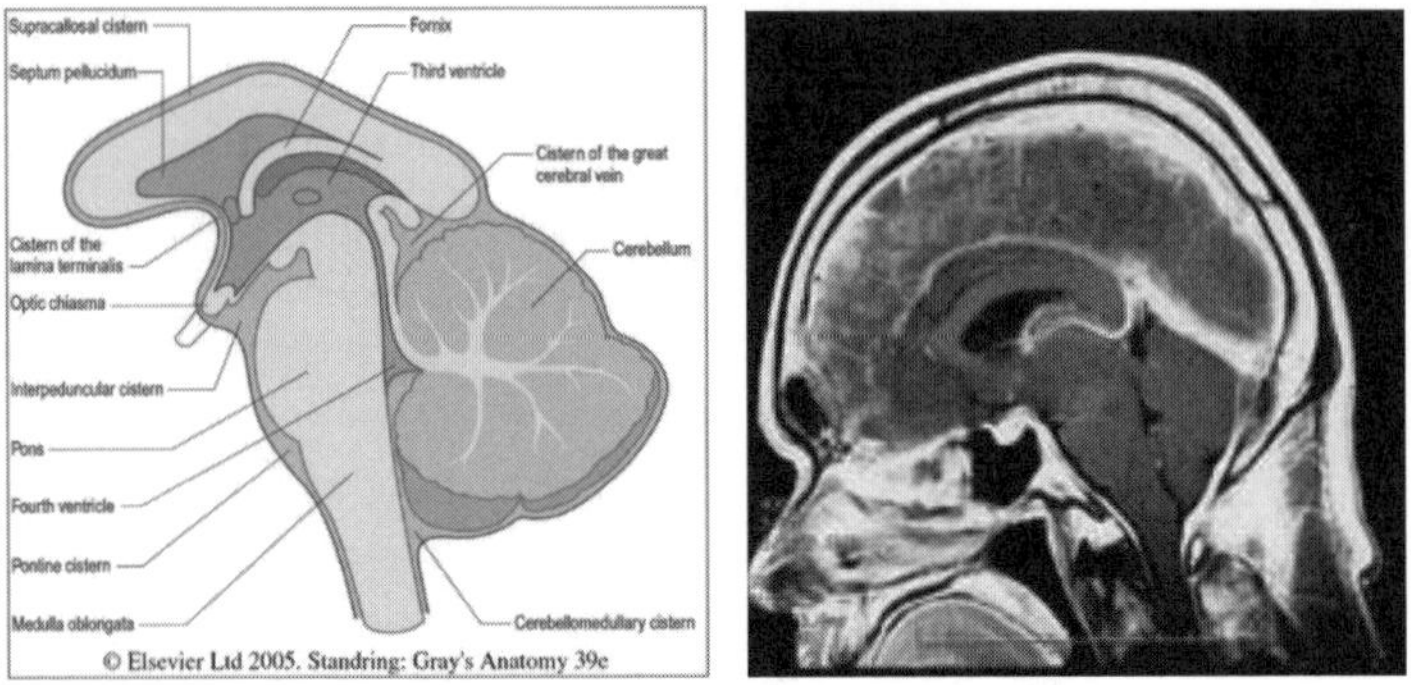

図２　脳と脊髄の解剖図とＭＭＲＩ画像

喜多村孝幸：今月の治療 2005；13：549-553

ですが名前が複数あり混乱している状態でしたが、２０１９年に「脳脊髄液漏出症診断指針」が出版されています。[*8]

これは頭を縦に切った図ですが、大脳と小脳があります（図２）。

頸椎部、胸椎部、腰椎部で脳脊髄液が漏れ、小脳と脳幹部が背骨の方に落ち込んでくると、多彩な症状が出てきます。この脳脊髄液漏出症の症状としては、痛みは頭痛・頸部痛・背部痛・腰痛・四肢痛などがあります。脳神経の症状では脳神経症は視力障害（光過敏）・耳鳴り・めまい・聴力障害・嗅覚や味覚の障害などがあります。自律神経系の障害では悪心・胃腸障害・微熱・動悸・発汗異常などがあります。高次脳機能障害ということで先ほど出たような多彩な症状が出てきます。そのほか全身倦怠や内分泌の異常など、ＴＢＩやＣＴＥと似た症状があります。

5 筋痛性脳脊髄炎

（ME：Myalgic Encephalomyelitis, CFS: Chronic Fatigue Syndrome）

もう一つ、「筋痛性脳脊髄炎」（ME／CFS）という病気があります。「慢性疲労症候群」の別名として呼ばれています。

この病気はナイチンゲールもかかったと言われています。ロンドンで１９５５年に集団発生し、１９８４年から86年にはアメリカのネバダでも集団発生しています。最近はでは、脳幹部に炎症があると報告され、病気の原因が少しずつ分かってきました。

最近は新型コロナで、低酸素で酸素が足りなくなっているに本人は気づいていない人がいることがわかってきました。普通は酸素が足りなくなると息が荒くなるなどの反応が起きるのに、反応しないということは、血液中の酸素濃度の低下を感じていないのかもしれません。コロナでも味覚や嗅覚の障害、脳脊髄炎も起きています。コロナ感染後に疲れやすいという後遺障害もあります。これらが全部つながるという話ではないですが、「臨床医のカン」として、脳幹部に感染、脳脊髄炎がおきると同じような症状が出る可能性はあるのではと思っています。

慢性疲労症候群の症状は、全身倦怠感に襲われ、その後は強度の疲労感とともに、思考力の障害、抑うつなどの精神神経症状などが長期にわたって続くということで、光や音とともに化学物質への過敏もあると言われています。

6　医学で考える三段階論

物理学者の武谷三男さんは三段階論について書いています。[*9] 科学的認識は、現象論、実体論、そして本質論へと発展すると分けて考えました。これは医学でもよくあてはまると思っています。

私が担当してきた筋ジストロフィーという病気について三段階論で解説します。現象論としては、小学校に通う男の子が徐々に歩けなくなってくる、下肢の筋肉がやせてくるという病気が古くからわかっていまいた。

昔は原因がわからなかったのですが、実は性染色体（X染色体）に異常があることがわかり、筋肉の細胞が壊れて血液中でCKという筋肉にある酵素が高くなっていることが分かりました。筋肉がやせて歩けなくなる原因が少しわかりました。これが実体論です。

最近では、遺伝子のアミノ酸配列を調べてみると、その遺伝子が作り出すジストロフィンというたんぱく質がなくなっていることがわかりました。さらに、ジストロフィンは筋肉の細胞膜にあることもわかり、そのジストロフィンがなくなると筋肉は使うたびに壊れることもわかりました。

今は、遺伝子の異常が分かったので、欠失している遺伝子を入れる治療、遺伝子治療にまで発展してきました。病気の原因が全部分かって治療法の開発まで、何十年もかかって進歩してきました。

一方、TBIについてみると、今は現象論がほとんどです。帰還兵に高次脳機能障害が起こっている。交通事故や怪我でもTBIが起こる。1回の怪我だけでなくて、何回も脳に衝撃を受けたときも同じようなことが起こるらしい。あるいは、戦争じゃなくても演習の爆風でも起こっているのではないか。それらを病理学的に調べれば、一部の人でタウ蛋白が出てきて、PET検査をすれば生きている間でも診断できるかもしれない。防衛大の研究によれば、動物実験で脳への衝撃後に脳血流の低下があって低酸素血症が出現し、痙攣の波が起きることも分かってきました。

これらが本質論まで発展すると、今同じような症状を示している病気がどこかでつながってくる可能性があります。衝撃が加わるとどうしてタウ蛋白が増えるのかが分かると、治療にも結び付けることができます。

もう一つは「脳と心の問題」ですが、全くわかっていません。これからの医学の進歩に期待したいです。

注釈

＊1 Methodological Issues and Research Recommendations for Prognosis After Mild Traumatic Brain Injury: Results of the International Collaboration on Mild Traumatic Brain Injury Prognosis.

＊2 米国退役軍人省／国防総省によるＴＢＩの分類
https://www.ncbi.nlm.nih.gov/books/NBK189784/table/appc.t1/?report=objectonly

＊3 米国CDCによる子供のＴＢＩ診断管理のガイドライン
Centers for Disease Control and Prevention Guideline on the Diagnosis and Management of Mild Traumatic Brain Injury Among Children

＊4 Brain Injury Check List(１１３項目)
http://www.headinjury.com/checktbi.htm

＊5 Clinicopathological Evaluation of Chronic Traumatic Encephalopathy in Players of American Football.
Mez J, et al. *JAMA*. 2017 Jul 25;318(4):360-370. doi: 10.1001/jama.2017.8334.

＊6 Novel tau filament fold in chronic traumatic encephalopathy encloses hydrophobic molecules. *Nature*, volume 568, pages420–423(2019)

＊7 プレスリリース 量子科学技術研究開発機構 慶應義塾大学医学部 日本医療研究開発機構
2019/9/2 https://www.amed.go.jp/news/release_20190902.html

＊8 監修者・嘉山孝正「脳脊髄液漏出症診断指針」（中外医学社）２０１９年12月

＊9　武谷三男：弁証法の諸問題　勁草書房

第7章　イラク・南スーダンの事例から考える自衛隊のメンタルヘルス

布施 祐仁

1991年に初めて中東・ペルシャ湾に掃海艇が派遣されて以降、世界中に自衛隊が派遣されてきました。海外派遣が自衛隊員のメンタルヘルスに及ぼす影響について、お話します。ただ、防衛省は、海外に派遣された自衛隊員の精神的な影響については、自衛隊の能力が分かってしまうということで、ほとんど情報を公開していません。アメリカでは、イラクやアフガニスタンでの戦争、もっと遡ればベトナム戦争で、帰還兵のPTSDや自殺の問題が社会的な問題になっています。そのため、官民によるさまざまな調査が行われて、実態も国民の前に一定程度明らかになっていますが、日本の場合、まだそこまで社会的に問題が共有されてないので、実態が明らかになっていないのが実情です。

1991年に初めての自衛隊の海外派遣としてペルシャ湾に掃海部隊が派遣され、その翌年にカンボジアでの国連PKO（平和維持活動）に初めて陸上自衛隊の施設部隊が派遣されて以来、自衛隊はこれまで、約40の海外ミッションに派遣されてきました。

国連のＰＫＯに限らず、インド洋やイラクなど特措法に基づく派遣もありましたし、武器は携行しない国際緊急援助活動も含めると、これだけ多くの地域に自衛隊は派遣されてきました。海外ミッションに派遣された自衛隊員は、延べ４万３０００人に上っています。

これだけ海外に派遣されてきた一方で、派遣先で実際に何があったのか、そもそも派遣される地域はどういう状況なのかという、海外派遣に関する情報があまりにも国民に開示されてこなかったのではないか。その結果、武装した実力組織である自衛隊を外国に派遣しているのに、主権者である国民が派遣の実態について正しく理解していないのではないかというところに、私の強い問題意識があります。だから、よって、これまでの海外派遣の検証をしなければならないと思っています。派遣された自衛隊員のメンタルヘルスへの影響も、検証しなければならない重要なテーマの一つです。

1　自衛官のメンタルヘルスは国民全体の問題

そもそも、なぜ海外派遣自衛官のメンタルヘルスの問題を考える必要があるのでしょうか。自衛官は入隊の時に必ず「服務の宣誓」というものを行います。公務員は学校の先生でも消防士や警察官でも、それぞれ宣誓をして職に就くのですが、自衛官の宣誓にしかない一文があります。「事に臨んでは危険を顧みず、身をもつて責務の完遂に務め、もつて国民の負託にこたえることを誓います」。「危険を顧みず、身をもって」、つまり、いざという時には命をかけてでも「責務の完遂に努める」ということです。ここが、他の仕事とは大きく違うところです。

私が重要だと思うのは、最後の「もって国民の負託に応えることを誓います」という部分です。つまり、自衛官が時に命がけの危険な任務に就くのは、国民の負託に応えるためだと言っているのです。それならば、そのような危険な任務を自衛隊員に負託した日本国民は、その結果についても責任を持たなくてはなりません。

海外派遣された自衛官のメンタルヘルスにＰＴＳＤのような影響が出ているとするならば、それは自衛官とその家族だけの問題ではなくて、私たち国民全体、社会全体の問題として考えていかなければならないと思います。

2　陸上自衛隊のメンタルヘルス対策

自衛隊がメンタルヘルス対策に乗り出したのは、実はそんなに古くありません。防衛省の内部文書によれば、２０００年に「自殺等アフターケア活動」を開始しています。21世紀になってようやく隊員の自殺対策に乗り出したわけです。自衛隊の自殺者数が増えていったので、これは何とかしなければならないという議論の中で対策を始めたのです。

陸上自衛隊では、2003年に「惨事ストレス対処集合訓練」が始まります。「惨事ストレス」というのは、通常・平時の業務の中でのストレスではなくて、例えば、人が死ぬ現場を見たりすることによるストレスです。隊員がこうしたストレスを受けた時にどのように対処するかという訓練・教育が2003年に始まっています。始まった理由は、イラク派遣です。イラク特措法では、自衛隊の活動地域は「非戦闘地域」に限定されましたが、実際には、いつどこで戦闘が起きてもおかしくないというのが当時のイラクの状況でした。自衛隊は当然、そのことを理解していたので、派遣隊員が惨事に遭遇した場合のストレス対処訓練を始めたのです。

2004年から実際にイラク派遣が始まると、「メンタルヘルス診療支援チーム」が立ち上げられました。現地で、自衛隊が武装勢力の攻撃を受けるなど、最悪のケースでは、交戦になって隊員が撃たれて死んでしまった、あるいは自分たちが撃って敵や周囲にいた一般市民を殺してしまった場合に、現場にいた隊員の受ける精神的ショックは非常に強いため、そのような場合に、精神科医を中心とした支援チームがイラクに飛んでいって、すぐに隊員たちにメンタルヘルスのケアをする態勢が取られました。

イラク派遣以前の海外派遣では、そのような対策はありませんでした。初めて「惨事」を想定したメンタルヘルスの対策がとられたのはイラク派遣からです。

イラク派遣の経験をもとに、2006年に各方面総監部に心理幹部よるカウンセラーが配置され、2008年には各駐屯地にも臨床心理士が配置されます。2011年の東日本大震災の時に、災害派遣中にたくさんのご遺体を見るということに多くの隊員が直面したので、メンタルヘルス診療支援チームがイラク派遣の時と同じように作られて、ケアが行われました。

2011年から始まった南スーダンPKOへの派遣でも、カウンセラーを「心理幕僚」として派遣しています。


さらに2014年には、イラク派遣時には派遣隊員向けにのみ行っていた「惨事ストレス対処集合訓練」を、全ての隊員に行うカリキュラム化の流れがスタートします。

自衛隊がメンタルヘルス対策を取るようになったのがそれほど古くないのは、1954年の発足以来、長らくそのような事態を想定してなかったからです。米ソ冷戦時代の自衛隊は、存在し訓練することに意味があって、実際に戦争することはほとんど想定していませんでした。ソ連が日本に攻めてくることはまず起こらないだろう、でも万万万が一にも攻められないようにするために、しっかりと訓練をして隙を作らないでおこうというのが、自衛隊のスタンスだったのです。よって、実際に戦闘して隊員たちが米兵のようにPTSDになる事態は想定していませんでした。

しかし、90年代に入って海外派遣が始まると、訓練して精強性を示すだけではダメだ、行動して結果を出す自衛隊に変わっていかなければならないと言われだします。実際に紛争地に行けば、ストレスを受けてトラウマになる隊員が出る可能性があるので、対策の検討が迫られたのです。

3　海外派遣で隊員が受けるストレスとは

海外に派遣された自衛隊員が受けるストレスにはどういうものがあるのか。陸上自衛隊の教育資料では、大きく2つに分類しています。

一つは、海外派遣という特殊な環境によるストレスです。例えば、「緊張の持続」。海外、しかも紛争地ですから、日本にいるのとは違う緊張があるわけです。また、「目的の不明確さ」も挙げています。また、海外派遣では、自由に宿営地の外に遊びに行って息抜きをしたりできません。「先の見えなさ」や「疲労の蓄積」、「病気や怪我」、「栄養不足」、「暑さや寒さ」などもストレスの原因になります。陸上自衛隊のイラク派遣の第1次隊は北海道からでしたけれども、気温零下の真冬の北海道から、いきなりイラクの砂漠のど真ん中に行くわけですから、環境に適応するのが大変です。

ほかにも、「日照不足」、「情報不足」、「人間関係・うわさ・デマ」、「補給品不足」、「不衛生・感染症」、「プライバシーのなさ」、「家族・友人との別離」などのストレス要因があります。家族と離れて3か月間、6か月間、遠い異国の地に行くわけですから、それだけでもストレスが溜まるのは当然です。

もう一つが、先ほどの惨事ストレスです。「襲撃・銃撃」、「大きな負傷」、「悲惨な死体」、「自傷の恐怖」、「同僚の死傷」。こういったことが惨事ストレスの要因となります。

4 深刻だったイラク派遣の影響

具体的なケースとしては、陸上自衛隊のイラク派遣で部隊がたびたび攻撃を受けました。日本政府が「非戦闘地域だ」と言って派遣したイラク南部のサマーワでしたが、実際には多国籍軍と地元の武装勢力との戦闘が頻発していました。

私も２００３～04年、イラクへ２度取材に行きました。米軍の管理区域に近いバクダッドの一番安全だと言われていた地域にホテルを取って行動していました。ある朝、近くの商店街を歩いていたら突然ものすごい爆音と衝撃がしました。パトロール中の米軍のジープをねらった、ＩＥＤ（路肩爆弾）による攻撃でした。

現代の戦争というのは、昔の戦争のように、大きな原っぱで国と国の軍隊が戦車と戦車で撃ち合い、歩兵同士で戦闘するというものではありません。国の正規軍と武装ゲリラが戦う場合が多く、ゲリラ側は軍服も来ておらず、市街地で一般市民の中に紛れて攻撃するのです。なので、市民が生活する街中が突然、戦場になるというのが現代の戦争の特徴です。まさにイラクがそうでした。

陸上自衛隊が派遣されたサマーワも例外ではありません。当時陸上幕僚長だった先崎一氏も、『非戦闘地域』という線引きは法律用語であり、我々の実態とは違うという意識で臨みました。……対テロ戦では、いつ何が起きるかわかりません」と述べていました。このように、自衛隊は当然、攻撃を受けたり戦闘に巻き込まれるリスクを理解していました。陸上自衛隊の内部文書「イラク復興支援活動行動史」のなかには、このような記述があります。

「イラクにおける活動に関しては、現地での過酷なストレス環境のみならず、惨事が発生した場合のストレスによる精神疾患等の発生が危惧された」「イラクにおける活動に関しては、現地での過酷なストレス環境のみならず、惨事が発生した場合のストレスによる精神疾患等の発生が危惧された」

実際、自衛隊に対する攻撃が頻発しました。約2年半にわたる活動期間中に、自衛隊宿営地に計13回、22発のロケット弾・迫撃砲による攻撃がありました。宿営地の外でも、ＩＥＤによる攻撃を受けました。

こうした攻撃に対して、派遣隊員のメンタルヘルスにどのような影響があったかについては、自衛隊が詳細な調査を行っています。この結果が書かれた文書を情報公開請求しましたが、ほとんど真っ黒に塗られていました。情報を公開しない理由は、自衛隊の能力が分かってしまうからということでした。

先ほど、イラク派遣では惨事ストレスを想定して「メンタルヘルス診療支援チーム」が設けられたという話をしましたが、実際にこのチームの一員として6回に渡って現地に飛び、隊員たちのメンタルのケアを行った福間詳さんという自衛隊中央病院の精神科部長もされていた幹部の方が、2015年7月17日の朝日新聞で証言をしています。

『発射したと思われる場所はすぐ近くに見えた。恐怖心を覚えた』。暗くなると恐怖がぶり返すと訴える隊員は、急性ストレス障害と診断しました」

「自衛隊中央病院に帰国後、調子を崩した隊員が何人も診察受を受けにきました。不眠のほか、イライラや集中できない、フラッシュバックなど症状はさまざまでした」「『発射したと思われる場所はすぐ近くに見えた。恐怖心を覚えた』。暗くなると恐怖がぶり返すと訴える隊員は、急性ストレス障害と診断しました」

イラクに派遣された約5500人の陸上自衛官のうち、21人が在職中に自殺していることが分かっています。このうち3人については自衛隊もイラク派遣との因果関係を認めていますが、他はイラク派遣とは関係ないと言っているのです。

このことについて福間さんはこうおっしゃっています。

「派遣された隊員は、精神的に健全であると確認したうえで選ばれた精鋭たちです。そのうち21人が自殺したというのは、かなり高い数字」

「自殺は氷山の一角で、イラク派遣の影響はもっと深刻なのではないか」精神的に健全であると確認したうえで選ばれた精鋭たちです。そのうち21人が自殺したというのは、かなり高い数字」

「自殺は氷山の一角で、イラク派遣の影響はもっと深刻なのではないか」

5 「最前線」に置かれた南スーダン派遣

次に南スーダン派遣の話をしたいと思います。

アフリカの南スーダンには、2011年11月から17年5月までの約5年半、陸上自衛隊の施設部隊を国連が実施するPKOに派遣しました。

国連のPKOは通常、紛争当事者による停戦合意とPKO部隊の受け入れ同意を前提に行われますが、南スーダンPKOの場合、そもそも紛争が起きていないという前提でスタートしました。その点で、イラク派遣とは大きく性格が違っていました。

南スーダンは2011年7月に北部のスーダン共和国から独立した世界で最も新しい独立国です。スーダン共和国はかつてイギリスとエジプトの植民地でした。1956年の独立直後から北部と南部の間で内戦が始まり、数十年間ずっと内戦が行われた末に停戦・和平協定が結ばれて、南部をどうするかは住民投票で決めることになりました。住民投票の結果、9割以上が南部の分離独立を選択し、2011年7月に南スーダン共和国が誕生しました。そして、この独立したばかりの不安定な新国家の「国づくり」を国際社会が協力して支援していこうと、PKOがスタートしたのです。

内戦＝紛争が発生した

しかし、2013年12月に、大統領と副大統領の政争がきっかけになって内戦が勃発してしまいます。この時から、国連はPKOの任務を、「国づくり支援」から「文民保護」、つまり紛争の中で文民を守っていくという任務に切り替えました。

しかし、日本政府だけは内戦＝紛争の発生を認めず、「国づくり支援」を続けると言いました。なぜそうなったかというと、日本は憲法9条との整合性を取るために、武力紛争が起こっている地域では自衛隊は活動できないとしているからです。南スーダンで武力紛争が始まってしまったことを認めると、自衛隊は撤収しなければならない。だから、武力紛争の発生を認めず、それまでと変わらず「国づくり支援」を続けると言ったのです。

2015年8月にこの内戦がいったん終わります。大統領派と副大統領派との間で和平協定が結ばれたのです。2016年4月には暫定統一政府が作られ、ようやく平和が来るかと思いきや、それは長くは続きませんでした。同年7月に、首都ジュバで両派による大規模な戦闘が勃発し、再び内戦状態に戻ってしまいました。

この時の戦闘は、自衛隊の宿営地のすぐ横が「最前線」になりました。宿営地の境界線から50メートルぐらいの距離にある通称「トルコビル」という9階建ての建物を反政府勢力が占拠し、見晴らしのいい上階から地上の政府軍を攻撃したのです。それに対して政府軍は戦車を出動させて、反政府軍を攻撃しました。自衛隊の宿営地のすぐ目の前で、戦車も使われた激しい交戦が展開されたのです。

自衛隊宿営地に流れ弾

こんな状況ですから当然、自衛隊の宿営地にも流れ弾が飛んできました。NHKの報道では、計25発の弾が飛来し、宿営地内の9か所の施設が被弾したそうます。たまたま隊員には当たらなかっただけで、人的な被害が出ていてもおかしくない状況でした。

当時、自衛隊員はどういう状況だったかというと、鉄製のヘルメットと防弾チョッキを着用してコンテナに避難していました。ただ、宿営地の警備を担当する警備小隊の隊員たちは、ゲートや周囲を見渡せるようなポストで警備を行っていました。そういう隊員たちは、まさに銃撃戦の最中に弾が飛んできてもおかしくない状況の中、外で警備を行っていたということで、ものすごい恐怖と緊張だったと思います。

南スーダンPKO証言　政府説明と落差

銃撃戦接近「全滅を覚悟」

千歳主力の隊員たち　小銃握りしめ

政府が「武力紛争ではない」と説明していた南スーダンでの大規模戦闘時、国連平和維持活動（PKO）に参加していた陸上自衛隊は、武器携行命令が出るほど危険な状況に陥っていたことが判明した。当時は第7師団（千歳）を主力とする10次隊が活動中。公表された当時の日報は大半が黒塗り。死も覚悟したという極限状態に置かれた派遣隊員は「国民に真実を知ってほしい」と話した。

（1面参照）

「国民に真実知ってほしい」

南スーダンの独立5年を翌日に控えた2016年7月8日。日が沈んだころ、首都ジュバの宿営地で小銃の発射音が断続的に聞こえるようになった。普段よりも音の間隔が短い。銃声は日常的だが「いつもと違う」。その予感が的中する。発射音は政府軍と反政府勢力の戦闘によるものだった。その後、宿営地があるPKO施設に避難民が次々となだれ込んできた。攻撃ヘリコプターや戦車も目撃され警備レベルは一気に上がった。

宿営地外での活動は中止になり、隊員はみな居住用建物に待機。各部屋には内線電話やトランシーバーが配備されていたが、部隊内での情報共有はできておらず「何が起きているのか分からず、本当に怖かった」。

10日には宿営地近くのビルで激しい銃撃戦が始まる。「全隊員、武器を携行せよ」。隊長の指示で武器庫の扉が開く。隊員も防弾チョッキとヘルメットを身に着け、実弾を込めた小銃を握りしめた。「死ぬかもしれない」。銃声が響くと床に伏せ、手で頭を覆う。

わずかな隙を見て、宿営地内の退避用のコンテナに身を寄せた。「ドーン」という音とともに砲弾が付近に落ちると、衝撃で体が宙に浮く。宿営地がある施設内には他国軍もいる。それでも「政府軍や反政府勢力が宿営地内に入ってくれば（巻き込まれて）部隊は全滅する」と覚悟した。

政府は7月7～12日の日報を昨年2月に公表したが、読み取れるのは「ビル一帯で戦車を含む銃撃戦が発生。日没まで戦闘継続」「ビル付近に砲弾落下」と

PKO参加5原則　日本が国連平和維持活動（PKO）に参加する際の要件。1992年に成立したPKO協力法に明記された。①紛争当事者間の停戦合意②紛争当事者による日本の参加同意③中立的立場の厳守④以上のいずれかが満たされなくなった場合の即時撤退⑤武器

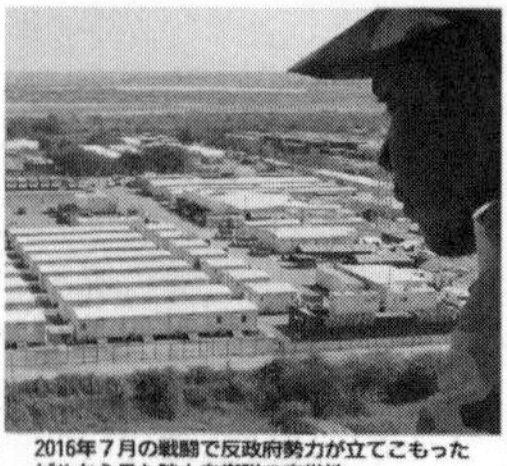

2016年7月の戦闘で反政府勢力が立てこもったビルから見た陸上自衛隊の宿営地
＝南スーダン・ジュバ（共同）

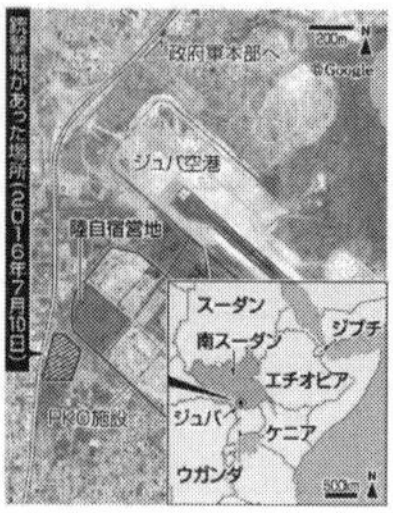

銃撃戦があった場所（2016年7月10日）
政府軍本部へ
200m
©Google
ジュバ空港
陸自宿営地
PKO施設
スーダン
南スーダン
ジブチ
エチオピア
ジュバ
ケニア
ウガンダ
500km

南スーダンPKO派遣隊員が銃撃戦の覚悟を証言した記事
北海道新聞２０１８年４月23日掲載（共同通信配信）

政府軍に襲撃される恐れも

さらに、これはあまり知られていないことですが、南スーダン政府軍が自衛隊宿営地を襲撃してくる可能性もありました。

戦闘が始まると、一般の住民が国連ＰＫＯに保護を求めて宿営地に殺到しました。２０１３年12月の戦闘の時、兵士同士が交戦するだけでなく、対立する民族の住民に対する略奪や殺害、レイプなどが頻発したからです。国連は内戦が勃発して以降、「文民保護」を南スーダンＰＫＯの最優先の任務としていましたので、住民が危険にさらされていれば保護します。

この時は、自衛隊と同じ区域に宿営地を構えるルワンダ軍が、保護を求める住民らを宿営地に受け入れました。1994年に国連PKOが展開していながら100万人を超える住民が虐殺された「ルワンダ大虐殺」を経験した国ですから、躊躇なく住民らを保護しました。

一方で、住民らを自らの宿営地に保護するというのは、非常に大きなリスクがあります。なぜかというと、南スーダン政府軍はPKOの宿営地に避難した住民の中に反政府勢力の兵士たちが紛れ込んでいると考えていたからです。実際、住民らを保護したルワンダ軍の宿営地は砲撃を受け、5人が負傷しました。

自衛隊は住民を宿営地内に入れない方針でしたが、ゲートの目の前に多くの住民が滞留していました。そのため、国連から自衛隊に対して、「政府軍が襲撃してくるかもしれないから警戒せよ」というアナウンスがありました。

想像していただきたいのですが、もし南スーダン政府軍が襲撃してきたら、当然、交戦になる可能性があります。戦車も持っている政府軍に対して、自衛隊は小銃や機関銃しか持っていません。しかも、憲法9条で武力行使を禁じられているため、正当防衛や緊急避難でしか武器を使えません。これでは、とても太刀打ちできません。

戦闘収束後には睡眠障害や音への恐怖

結局、政府軍が襲撃してくることはなく、自衛隊は事なきを得ました。

戦闘が収束してから自衛隊がまず何をやったかというと、隊員たちのメンタルヘルスチェックです。調査の結果、強度のストレスを受けている隊員が多いという結果が出ます。

例えば、夜よく眠れないという隊員は戦闘前に10人だったが戦闘後は18人に増え、普段より胸がドキドキすると答えた隊員は戦闘前にゼロだったのが戦闘後は7人に増えています。総合的にも、23人の隊員が高ストレスでPTSDになる危険性があると評価されています。

具体的な対策としては、「惨事後ミーティング」というものをしています。一人でストレスを抱えたままにしておくとメンタルの状態が悪くなるので、少人数のグループに分かれて、隊員たち同士で互いの体験や心境を話し合わせるのです。他にも、戦闘中に受けたストレスやショックにどのように向き合ったらよいのかを講義する「メンタルヘルス教育」や、音楽を聴いて気持ちを和らげる「音楽演奏会」などを行っています。

南スーダン派遣隊員のトラウマとしては、派遣部隊が作成した内部文書にこう書かれています。

「宿営地において激しい銃声、砲声、爆発音の聴覚、爆発音に起因した振動の体感、監視カメラのモニター映像の視覚を通じて不安を感じる隊員が見受けられた」営地において激しい銃声、砲声、爆発音の聴覚、爆発音に起因した振動の体感、監視カメラのモニター映像の視覚を通じて不安を感じる隊員が見受けられた」

自衛隊は、宿営地周辺の状況が分かるように監視カメラをあちこちにつけていました。戦闘中も、派遣部隊の本部では監視カメラに映る映像をチェックしていました。政府軍の兵士が住民に暴行を加える場面や、人が殺害される場面も映っていて、これを見た隊員はかなりショックを受けたと思われます。

また、次のような記述もあります。

「事後案の面談で多くの隊員が口にしたのは、睡眠への不安が最も多く、入眠障害・中途覚醒の症状が多くあった。次に多かったのは、音への恐怖心であり、ドアを開閉した際の音や、あらゆる大きな音に対して過剰に反応し、この事がイライラへと繋がり、隊員間のストレス要素となった」

事後案の面談で多くの隊員が口にしたのは、睡眠への不安が最も多く、入眠障害・中途覚醒の症状が多くあった。次に多かったのは、音への恐怖心であり、ドアを開閉した際の音や、あらゆる大きな音に対して過剰に反応し、この事がイライラへと繋がり、隊員間のストレス要素となった」

眠れない、眠ったけれども途中で起きてしまう、少し音がしただけでビクッとしてしまう、それがイライラ感に繋がって、隊員間のいろんな人間関係にも影響したということが書かれているわけです。

さらにはこのような記述もありました。

「帰国後の回復が順調に行われなければ、メンタル不調者（抑うつ傾向から自殺）の発生も予測される事から、元隊復帰後も継続した心情把握及び心のケアが必要である」

「帰国後の回復が順調に行われなければ、タル不調者（抑うつ傾向から自殺）の発生も予測される事から、元隊復帰後も継続した心情把握及び心のケアが必要である」

自衛隊自身も、戦闘の最中にいた隊員たちに対しては、長期的な心のケアが必要だと考えていたのです。

6 自衛隊のメンタルヘルス対策

「戦場で休息させるべき」と記述

先ほど述べた「メンタルヘルス教育」で実際に使われたスライドも入手しましたので、ご紹介します（図1）。

戦闘発生による惨事ストレスを受けた時に、直後の1週間から2週間というのはストレスが非常に強い、急性ストレス障害（ＡＳＤ）になると書かれています。それから時間が経てば、徐々にストレスは減退していきます。しかし、それが減らずに高ストレス状態が継続する場合には、心的外傷後ストレス障害（PTSD）になる危険性があります。

惨事に直面した場合、人間はどのような反応を起こすのかについても説明をしています。具体的には、蒼白、小刻みな震え、身体の硬直、ものが言えない、四肢が動かせない、心拍・脈・血圧の乱れ、胃腸症、嘔吐と下痢、呼吸活動。汗腺・膀胱・胃液の変化、種々の臓器への血流低下、意識が不鮮明、エネルギー消耗、ものが考えられない、などの症状が起こるとされます。そして、これらの症状は「決して心が弱いわけではなく、精神的に異常なわけでもない。戦場でがんばれば、誰にでも生じる普通の反応」と強調し、「すぐに精神科的

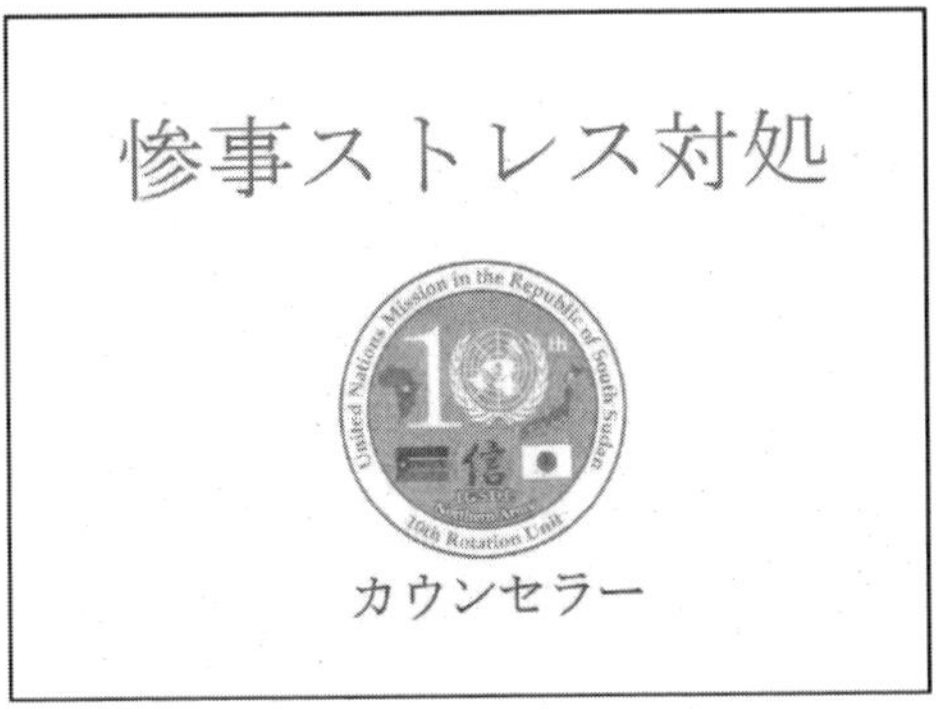

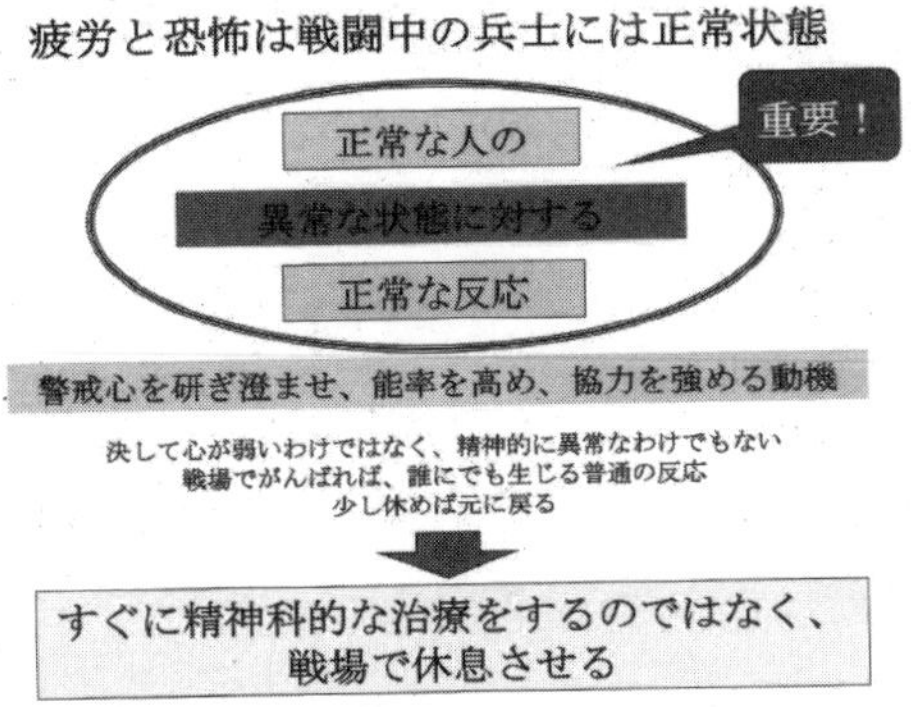

図1・2　2016年7月の「ジュバ・クライシス」後に南スーダン派遣施設隊で実施された「メンタルヘルス教育」の資料

な治療をするのではなく、戦場で休息をさせる」ことで回復を待つべきだと説明しています（図2）。

さらに、「己の心身と向き合う」、「客観的に見る」、そして「仲間に今の気持ちを話す」ということが大事だと強調しています。

その他にも「戦術的呼吸法」と言いまして、鼻から息を吸って4秒、息を止めて4秒、口から吐いて4秒、息を止めて4秒と繰り返します。「パニック状態、生きるか死ぬかの場面で効果大。日頃から練習して慣れておく。子どもでもできる！」と書かれています。

これが、戦闘が収束した直後に全隊員に対して行った「メンタルヘルス教育」の内容です。

戦争に勝つためのメンタルヘルス対策

自衛隊におけるメンタルヘルス対策は、一般で言う、私たちが心の調子を崩して心療内科や精神科医にかかるのと目的が違います。自衛隊が作成した「コンバットストレス」に関する資料は、「戦いの究極の目的は、敵の戦意を粉砕して戦勝を獲得すること」とした上で、戦場でのストレスというのは兵士たちの「戦意の喪失に直結」するので、いかに敵の兵士たちにストレスを与えて戦意を喪失させるのかが重要なポイントとなると強調しています。「戦争とはストレスのかけ合い」であり、「いかに隊員のストレスをコントロールするかは、戦勝に直結」

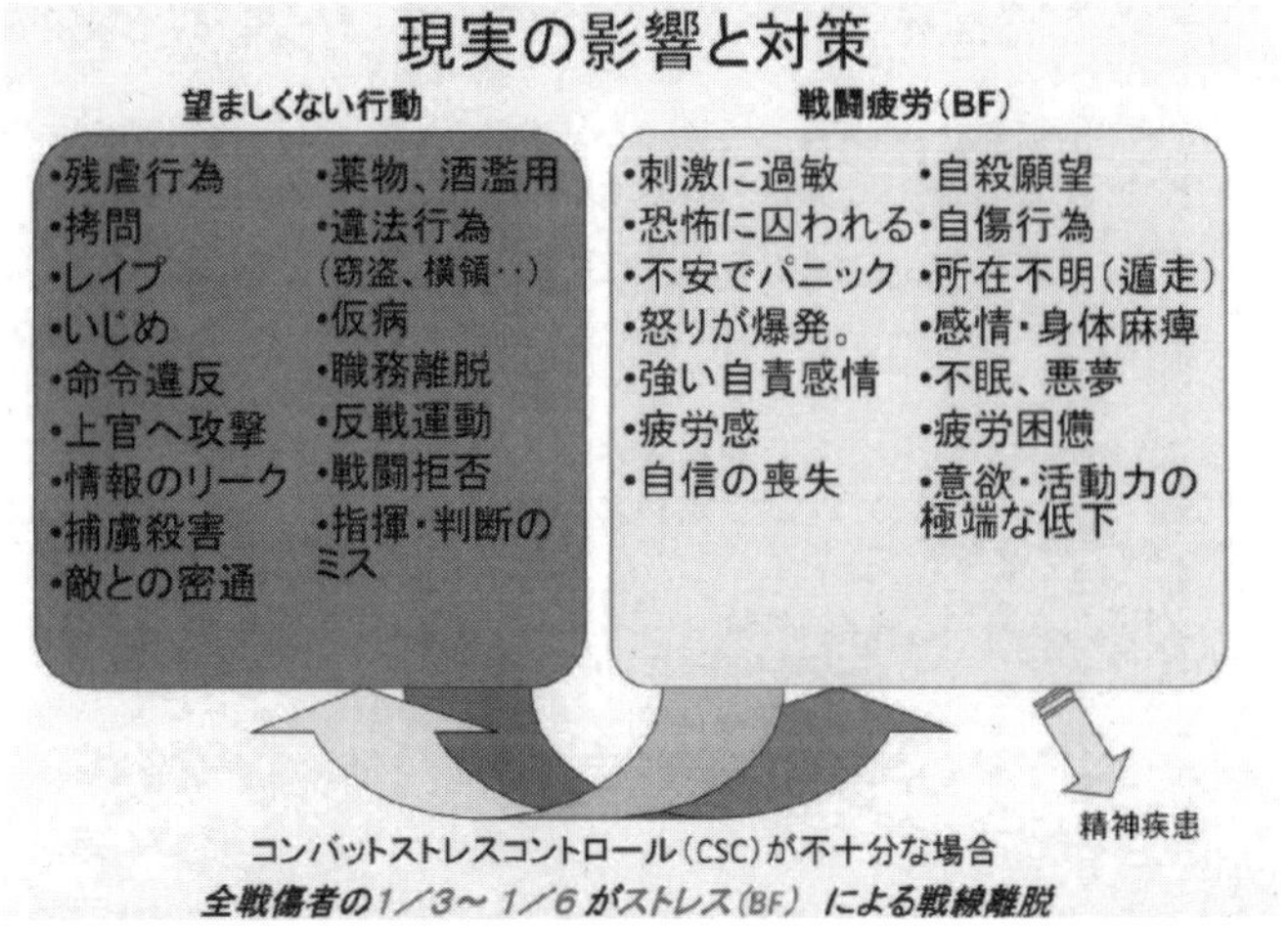

図3　自衛隊内部資料が記すコンバットストレスが隊員たちに及ぼす影響

するのだとしています。出典は、米軍の「コンバットストレスマニュアル」で、これに基づいて自衛隊も隊員に対して教育をしています。

　実際に戦場で隊員たちが受けるストレスとして、こういうことが起こり得るとしています。戦場でストレスを受けた兵士が起こす「望ましくない行動」として、残虐行為、拷問、レイプ、いじめ、命令違反、上官へ攻撃、情報のリーク、薬物・酒乱用、仮病、職務離脱、反戦運動、戦闘拒否、指揮・判断のミスなどを列挙しています。「戦闘疲労」の影響としては、刺激に過敏、恐怖に囚われる、不安でパニック、怒りが爆発、強い自責感情、疲労感、自信の喪失、自殺願望、自傷行為、所在不明（遁走）、感情・身体麻痺、不眠・悪夢、疲労困憊、意欲・活動力の極端な低下などによって、戦闘能力が失われてしまうと述べています。そして、「コンバットストレスコントロール（C

SC)」が不十分な場合、「全戦傷者の3分の1から6分の1がストレスによる戦線離脱」になるということです（図3）。

「スケープゴースト」化を警戒

さらに、「最も注意（警戒）すべき影響」は、誰かを標的にして攻撃することで自分たちの精神的な安定を求めようとする「スケープゴート化」だと指摘しています。人間には「集団内で特定の人をスケープゴート（生贄）にすることで、集団の安定を図ろうとする動き」があり、「この結果、集団は表面的には安定を示す（ただし常に不健全な安定）」が、「特定の人に非常に多くの負担がかかる」ので「結果的には、集団全体が問題を抱えたり、事故の発生に繋がりかねない」としています。

実際にどういうことが行われるか。「スケープゴートのパターン」として、「特定の相手への厳しすぎる指導」「特定の相手への厳しすぎる突き上げ」「揚げ足取り、わざと失敗させる」「陰湿な陰口（SNS）、根も葉もない噂」「仲間はずれ」と、誰かを生贄にすることで精神的に安定しようとする動きが組織のなかで起こってしまうので、こういうことが最前線で起こると、その部隊の戦闘能力が一挙に下がるので、放置してはならないと結論付けています。

「帰国後予想される問題点」としては、「海外任務での過剰適応・緊張の持続、燃え尽き・離人感・躁状態・不眠・抑うつ」「再適応の問題、日本に残った他の隊員との関係、家族との絆の再構築の課題」「再飲酒時のトラブル」「逆風の世論」といったことが、帰国後に隊員たちが直面する問題として考えられると指摘しています。

実際に帰国後、家族との接し方が非常に重要だということも強調しています。海外派遣から帰国した隊員は、身体面では「非日常的な生活を長期間体験したことからくる疲労感」「体調がすぐれない（下痢・便秘）」、精神面では「人を避けたい、独りになりたい」「妙にイライラする（人や物にあたってしまう）」「不安定な気持ち（不安、混乱、興奮等）が続く」「無気力、集中力がない」などの症状が出るといいます。

一方で、日本に残された家族の方も、さまざまなストレスや不安を抱えているわけです。その気持ちを理解してほしいと思うけれど、帰ってきた隊員の方は紛争地で日本ではありえないような様々なストレスを受けて帰ってくるから、そこにギャップがあり、「『俺（私）の気持ちを分かって欲しい』のぶつかり合いになる傾向」が多いとしています。

対策としては、「思いやりの気持ちを持って、不在間及び現在、自分がどのような状態（だった）か、家族がどのような感情を抱いていた（いる）かをゆっくり時間をかけ、休養をとりながら共有することが大切だ」としています。

7 高まる戦闘リスクと隊員の心に及ぼす影響

2015年に制定された安保関連法で、自衛隊の海外派遣での任務が大幅に拡大されました。例えば、PKOでは、駆け付け警護や宿営地の共同防護、文民保護のための監視、巡回、駐留、検問、警護などの「安全確保活動」もできるようになりました。これらは本来、歩兵部隊が武器を使って行う任務であり、当然、自衛隊自身が戦闘するリスクは高まります。また、政府が「存立危機事態」と認定すれば、集団的自衛権を行使して海外で武力行使することも可能となりました。

実際に、自分や仲間が撃たれて死傷したり、こちらが撃って相手を殺してしまうようなことが起こった場合、隊員たちが受けるストレスはこれまでとは比べ物にならないくらい大きくなるでしょう。

グロスマン『戦争における「人殺し」の心理学』

ちくま学芸文庫から出ているデーブ・グロスマンの『戦争における「人殺し」の心理学』には、こう書かれています。

「ほとんどの人間の内部には、同類たる人間を殺すことに強烈な抵抗感が存在する。その抵抗感はあまりに強く、克服できないうちに戦場で命を落とす兵士が少ないほどだ」「ほとんどの人間の内部には、同類たる人間を殺すことに強烈な抵抗感が存在する。その抵抗感はあまりに強く、克服できないうちに戦場で命を落とす兵士が少ないほどだ」

第二次世界大戦の時、戦場に派遣されたアメリカ軍の兵士のうち、銃の引き金を引けた兵士は全体の15％から20％しかいなかったそうです。残りの85％の兵士は引き金を引けなかったということが調査によって明らかなりました。

そこで米軍は、どうしたら兵士たちが同類である人間を殺すことに対する抵抗感をなくして、戦場で躊躇なく引き金を引けるようになれるかについて、さまざまな研究をしました。その結果、朝鮮戦争では米軍の兵士の発砲率が55％に上がり、さらにベトナム戦争では90％から95％の兵士が引き金を引けるようになったといいます。

どうやって同類である人間を殺すことに対する抵抗感をなくすかというと、「脱感作」、「条件付け」、「否認防衛機制」の３つがあるといいます。

イラクに派遣された隊員の何人かにお話を聞いたことありますが、派遣前の訓練の状況はまさにこれです。自衛隊には、実戦を経験したことがある隊員は一人もいません。その隊員たちがもし撃たなければいけない状況になった時に、躊躇せず引き金を引けるために何をやったかというと、徹底した反復訓練です。つまり、何も考えずに引き金を引けるようになるまで、反復訓練を繰り返して体に覚えさせるのです。

実際に、ある隊員は、最初は撃てるか自信を持てなかったけれど、派遣前の訓練を通して、何も考えず引き金が引ける状態になってイラクに向かったと話していました。とにかくパブロフの犬のように繰り返してやらせることで体に覚えさせるそうです。

敵の「非人間化」

もう一つ、自衛隊ではそこまでやっていないと思いますが、米軍がやっているのは、敵は自分たちと同じ人間ではないのだと思わせる「非人間化」です。例えば、差別的な蔑称で呼ぶ。第二次世界大戦の時には日本人のことをジャップと呼び、ベトナム戦争でもイラク戦争でもそういうことが行われました。

しかし、グロスマンは「発砲率の上昇には隠れた代償がともなっていた」と指摘します。

「これほど強い心理的な安全装置が無効にされた場合、重度のトラウマを負う可能性はほとんど必然性に近づく。先の戦争で、大多数の兵士は殺人行為に手を染めるのを嫌う、あるいは手を染めることができないのは明らかになっていたのに、その兵士たち全員に心理的な条件付けが行われたのだ。こんな兵士たちは殺人体験を内に抱え込み、すでに心底震えあがっていた。そこへ帰国してみたら同胞から非難され攻撃されたのだから、さらにトラウマを負い、長期的な精神障害を被ったとしても不思議はない」近づく。先の戦争で、大多数の兵士は殺人行為に手を染めるのを嫌う、あるいは手を染めることができな

自分が引き金を引いた結果、敵を殺してしまう。あるいは敵だと思ったら民間人、子どもや女性だったこともあったでしょう。その体験だけでも非常に大きなストレスを抱えます。贖罪の意識も含めて心に大きな傷を負った上に、帰国したら、自国の同胞たちから「殺人者」などと非難されたら、心はさらに深く傷付き、回復は困難になるでしょう。実際にベトナム戦争では、派遣された280万人の米兵のうち、50万人から150万人がPTSDなどになったと言われています。

こうした悲劇を繰り返してはならないということでグロスマンはこの本を書いたと思うのですが、残念ながら、アメリカはアフガニスタンとイラクで同じことを繰り返しました。この2つの国での戦争に派遣された二百数十万人の米兵のうち、50万人以上がPTSDなどになっていると言われています。

この本にはこういう一文もあります。

「「軍の司令官、家族、そして社会が理解しなければならないのは、兵士が承認と受容を切実に必要としているということだ。兵士は傷つきやすい。お前は正しいことをした、務めを果たしたのだとくりかえし請け合ってもらうことがどうしても必要なのである。そして、伝統的な承認と受容の行為によって彼らの要請に応えなかったら、社会は恐ろしい対象を支払わされる」軍の司令官、家族、そして社会が理解しなければならないのは、兵士が承認と受容を切実に必要としているということだ。兵士は傷つきやすい。お前は正しいことをした、務めを果たしたのだとくりかえし請け合ってもらうことがどうしても必要なのである。そして、伝統的な承認と受容の行為によって彼らの要請に応えなかったら、社会は恐ろしい代償を支払わされる」

まさに、これがベトナム戦争の警鐘だったのです。しかし、同じことがアフガン・イラク戦争後に起こっています。

8 国民合意なき海外派遣は隊員を苦しめる

結論に入ります。繰り返しになりますが、自衛隊員は入隊の時に必ず服務の宣誓を行います。

「事に臨んでは危険を顧みず、身をもって責務の完成に努め、もって国民の負託に応えることを誓います」と。つまり、自衛隊員が命がけで危険な任務に当たるのは、そこに「国民の負託」があるからこそなのです。

ですので、やはり国民はその結果に責任を持たなければいけないと思います。責任を持ったためには、まず大前提として、何が起こっているのか、どういう派遣なのか、その派遣は正しいのかということを判断するための情報がしっかりと提示されなければいけない。しかし残念ながら、日本ではこれまで、自衛隊の海外派遣に関する情報があまりにも公開されてきませんでした。現地の危険な情勢やリスクは伏せられ、偽りの安全性ばかりが強調されてきました。これだと、もし自衛官が現地で戦死しても、国民は後から「そんなに危険な場所だったのか」と知ることになります。これでは、国民は結果に責任を持ちようがありません。

先ほどのグロスマンの指摘に即して考えると、派遣された自衛隊員に対して、国民の多くが「あなたたちは正しいことをしたのだ」と自信を持って言えないような派遣はしてはならないのです。派遣に関する情報を最大限国民に開示して、派遣するべきなのかを国民的に議論し、国民大多数の理解と支持の上で派遣するようにしないと、隊員が帰国後に苦しむことになるのです。

第8章　海外派遣を求められる自衛隊員と家族を思う

佐々木あずさ

教え子のことばとイラク復興支援特措法

「先生、心配おかけしています。大丈夫。オレはぜったい行かないから、心配しないでいいからね。行かないようにうまくやっていくから」

結婚披露宴の会場エントランスでのほんの一瞬の出来事でした。自衛官の制服に身を包んだ教え子が誰にも聞こえないようにささやいた言葉……。その真意がすぐには分からず返答に窮しているうちに、彼は何事もなかったかのように踵を返し、式場で待つ自衛隊の仲間たちの祝福の輪のなかに入っていきました。

教え子の結婚式があったのは、ちょうど2003年7月の「イラク復興支援特措法」成立直

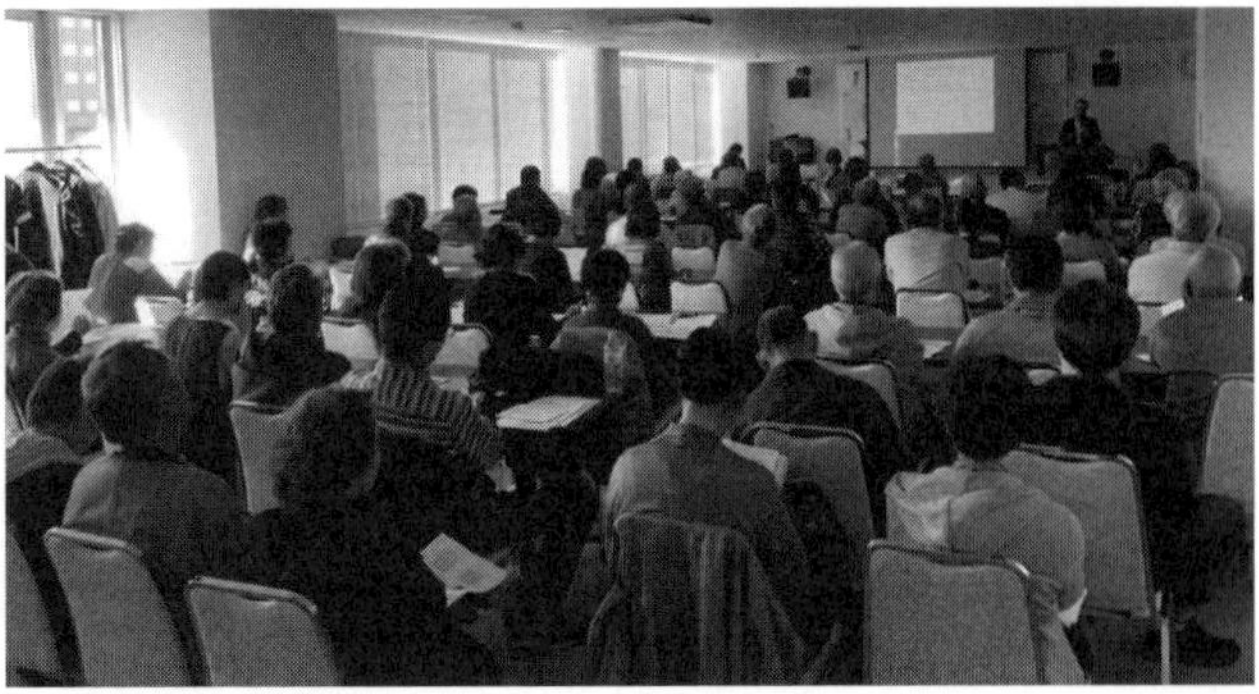

釧路でのシンポジウムには市民をはじめ、戦争体験者、医療関係者など約１００人が参加

後のことでした。自衛官にとって、イラク派遣は決して他人事ではない事態なのだと理解するまでにはややしばらくの時間がかかりました。結婚式という人生の晴れやかな場ではありましたが、自衛官の彼にとっては自分事として「海外派遣」が念頭にあったのです。それ以後、北海道の部隊から海外に派遣されるニュースを聞くたびに、教え子の安否が気になるようになりました。冒頭の教え子の言葉は、当会に身をおく原点となっています。

コンバット・ストレスとトラウマ

当会発足時より、北海道では「海外派遣自衛官と家族の健康を考える会」で学習会やシンポジウムを重ねてきました。初めて開催したのは、２０１7年5月4日のことです。この学習会には小学校の先生も参加しました。「教え子たちの保護者に自衛官がいます。子どもの事だけではなく、保護者の方たちのおかれた状況を知ることも大切だと思い参加しました」と述べていたことが忘れられません。

講師の大竹進医師（北海道本別町出身）からは「コンバット・ストレス」、高遠菜穂子さんからは「兵士のトラウマ」について話していただきました。当時は、「コンバット・ストレス」や「トラウマ」という言葉は一般的ではなかったとは思いますが、ちょうどこの年の1月末に、「河野克俊統合幕僚長（当時）が、5、6月に出発する予定の次期派遣部隊は、帯広駐屯地に司令部がある陸上自衛隊第5旅団を中心に編成することを明らかにした」（朝日新聞デジタル2017年1月27日）こともあり、関係者の間では関心事であったことがうかがえます（その後、3月に南スーダンPKO撤収が決定したため、第5旅団からの派遣はありませんでした）。

その後、道東では学習会などを3回実施し、のべ240人が参加しました。その中には、自衛官の家族や退官された方、親せきに自衛官をもつ方、わが子の友だちの父親が自衛官だという方たち、そして教育、医療、福祉の関係者もいました。

新聞報道で話題になった「イラク派遣部隊日報」（2004年〜06年に派遣された陸上自衛隊部隊による）では、派遣地サマワを「戦闘」と認識している実態が明らかになりました。（北海道新聞　2018年4月17日朝刊、18日朝刊、23日朝夕刊）。また、「隊員6人に1人不眠　南スーダンPKO戦闘化で激増」（しんぶん赤旗　2018年1月15日1面・15面）の記事には、戦闘などの惨事ストレス対処に詳しい元自衛隊衛生課幹部の話として、戦場の恐怖で南スーダンPKOに参加した隊員に精神不安、不眠などの症状が見られること、そして戦闘激化が心身破壊を招いていることが述べられていました。

上記のような報道が流れていたころ、友人から同僚のことで相談を受けました。同僚のご主人は道東の部隊から南スーダンに派遣された方でした。同僚によると、海外派遣から帰国後、ご主人は性格が変わり、自宅で日常的に飲酒するようになり、飲酒のたびに「俺の気持ちがわかるか」と妻である彼女を責め、泣いて暴れるようになったという話でした。

「夫の苦しむ姿を見るのがとてもつらい。でも自分は何もしてあげられない」と嘆き、苦しむ彼女に、友人はコンバット・ストレスの学習会のことを知らせました。

学習会に参加した彼女は、資料に目を落としながら一生懸命話を聞いていました。戦時心理の研究者デーブ・グロスマンによる「戦場での身体と心に起こるストレス症状について」、カナダでの研究による「親の派兵に関わるストレスが子どものメンタルヘルスに与える影響について」、また「イラク派遣から帰国後、通常勤務についても感情の起伏が激しくなり、ストレス障害で入院した自衛官とその妻の苦悩について」などの事例にじっと耳を傾けていました。時折涙を拭う姿はあまりに痛々しく、声をかけることも躊躇するほどでした。

実は、彼女が学習会への参加を希望していると聞いた時、私は悩みました。まさにコンバット・ストレスに苦しんでいる当事者夫婦にとっては、あまりに酷な内容だと感じたからです。友人に私の心配を話し、本人に「精神的にかなりつらい場面もあるかもしれない」ことを伝えてもらいました。それでも参加の意志は変わりませんでした。覚悟の上での参加だったとはいえ、一つ一つの事例を聴き、自分たち夫婦に起きていることと重ね合わせることはしんどい作業だったはずです。でも、私の心配は杞憂でした。会が終わるころには、頬には赤みが差しスッキリとした表情で、「コンバット・ストレスのこと、知ることができてよかったです」と話してくれました。

その後、ご主人は仕事に行けなくなり、憔悴の日が続き、一時は退官を決断したそうです。しばらく連絡が途絶えていたのですが、友人を通して再び異動して環境を変えることになったと伝え聞きました。以後、連絡はありません。精神的な回復があったのでしょうか……。医療とつながったのでしょうか……。ご主人にお会いする機会もなく時間が過ぎていきます。当会の学習会などを企画する時にはいつも、イラク特措法成立直後に結婚した教え子と南スーダンに派遣された自衛官夫妻のことを思い浮かべるのです。

第Ⅲ部

戦争が私たちにもたらす長期的影響

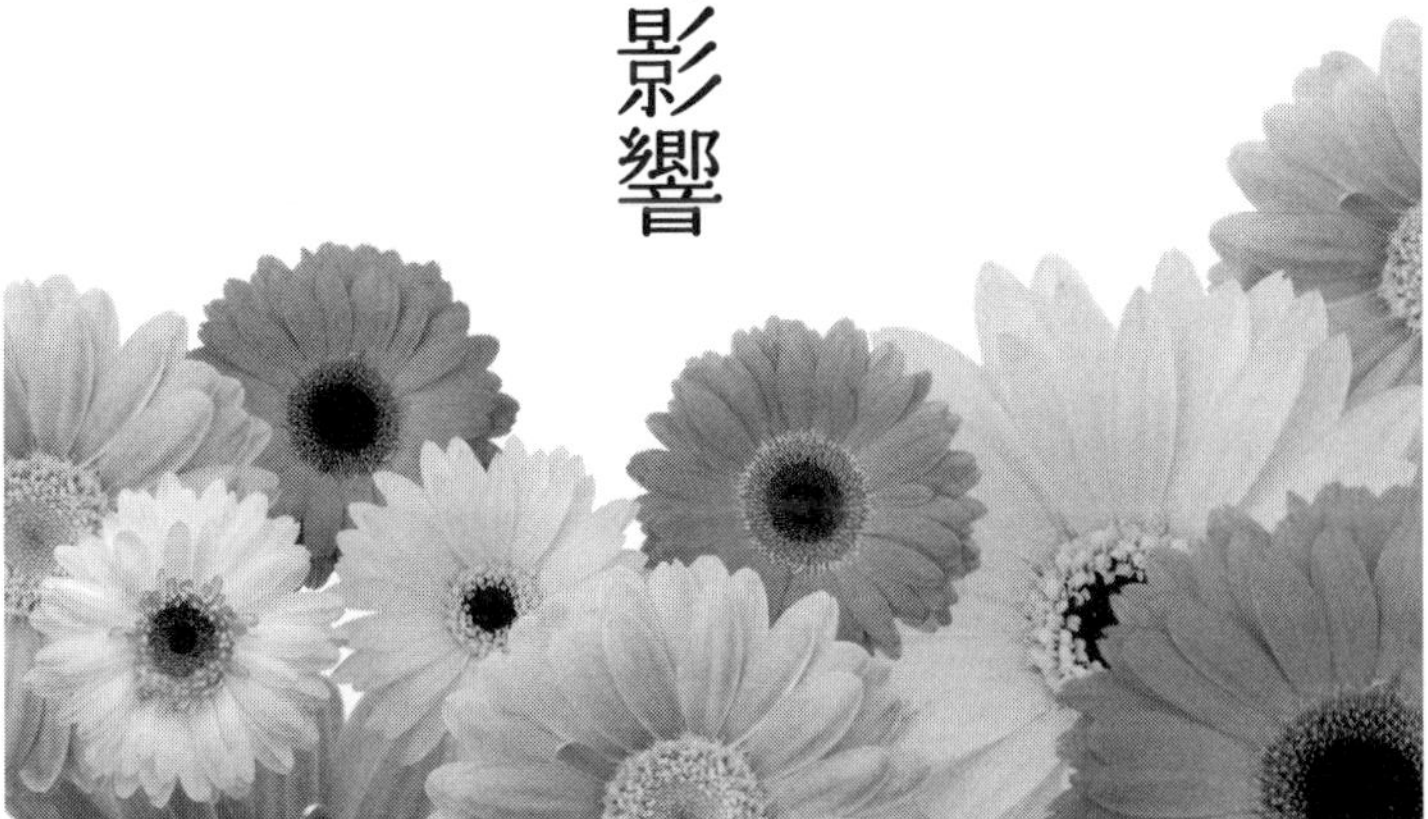

第9章 巻き込まれる家族
――イラク派遣以降から見えてくること

福浦 厚子

「巻き込まれる家族」ということで、家族の位置付けを中心とした話をします。軍事組織の特徴や家族への影響といった一般論の後に、日本の話に絞って検討します。

はじめに

私は軍隊と社会との関係や相互作用について、これまで研究してきました。社会学者ゴッフマンは1960年代に「全制的施設」(total institution)について、「多数の類似の境遇にある個々人が、一緒に、相当期間にわたって包括社会から遮断されて、閉鎖的で形式的に管理された日常生活を送る居住と仕事の場所」と定義し（Goffman 1961＝1984: V）、内部で完結していると、特徴を指摘しました。兵営や寄宿学校、僧院などを例示して全制的施設だとゴッフマンは言いましたが、この著書全体を通して読むと、彼は軍隊もその一つとして想定していることが分かります。もちろん、それからずいぶん経っていますので、今では違う点もあるとは思いますが、非常に端的に特徴を指摘していると思います。

例えば、軍隊は特にその内部で完結した組織だという特徴があると思います。これは一般論ですが、そうであるならば、軍人と結婚した民間人配偶者はどういう位置にあるのかを考えてみました。

軍事組織の成員と結婚した配偶者は、時々軍事組織の中の人になるわけですが、この人が、たとえば、お子さんがおられたら、学校を介して知り合う人と付き合いができ、そこでの社会活動に参加されるでしょう。会社で働いておられたら、会社で期待される役割を第一に果たそうとする立ち位置になるでしょう。このように、配偶者も時に軍事組織の中の人になったり、時に外の人になったりし、誰がどの位置からみるのかによって変わります。この差異について考えてみようと思います。

1 軍事組織の特徴（一般論）

軍事組織の特徴は一般論として、①強さに価値を置く実力組織、②ローテーションとして海外赴任（転居）があるので環境の変化がたびたびある、③派兵による家族別居あるいは帰還後の生活の再構築があり、子どもも親の一時的不在を繰り返し経験する、④負傷や死のリスクがあり派兵の前と後で生活に大きな変化がやってくる可能性がある、⑤派兵中に配偶者が家庭に関わる判断を担い、その結果、配偶者は独りで決めて対処することになる（全然問題ない人もいれば、重荷になっている人もいるという研究があります）、⑥家族にもある種の軍の規律が課される、といったことが指摘されています（図1参照）。

2 軍人妻への学術的関心

6番目の特徴から、軍人の妻について学術的な関心が広がっていきます。1986年の軍事社会学者マディ・シーガルによる研究では、「軍が軍人家族に対して、軍の任務に家族の事情を合わせるように求める」と指摘しました（Segal 1986）。また「軍が軍人家族に支配的な役割を担う」と指摘した研究もあります（Stanley et al. 1990）。

図1　軍事組織の特徴

1. ・**強さ**に価値を置く実力組織
2. ・ローテーションとしての海外赴任（**転居**）
3. ・派兵による家族別居/帰還後の生活の**再構築**
4. **・負傷や死のリスク**
5. ・派兵中に配偶者が家庭に関わる判断を担うことに起因する問題
6. **・家族にもある種の軍の規律が課される**

さらに、兵士を束ねる上の立場にある士官の場合、軍から妻に対して、配偶者として献身する役割が期待され、兵士の帰属が維持されるよう配偶者が配慮することが期待されます。つまり、士官が現場の兵士と軍との間をつなぐ役割を果たすため、妻はそれを支えることが望ましいとされ、実際にその役割を担っていることが分かりました（Harrell 2001）。そこから軍人家族に関する研究がさらに行われるようになっていきます。

3　家族への影響

家族への影響について、これまでの研究を簡単にまとめてみます。

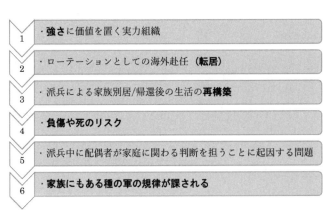

軍の規律が家族にも影響

男性が軍事組織のメンバーで、派兵される場合は、親は息子の死の不安を感じますし、配偶者である妻（民間人）は夫の死の不安を抱えながら、独りで家庭内のことを判断し対処することになります。そのうえ、妻には軍の規律が影響を与えます。子どもにとっても同じように、親がいなくなるなか、よくわからないあいまいな不在や喪失感と、子に対してもやはり軍人の子どもなので、軍の規律が何らかの形で影響します（O'Neal 2018）。

もし派兵されなかったとしても、親はいつ派兵されるか分からないため、その先には死の不安がやってきます。妻も同様のことを抱えることになります。

一方で軍の成員自身は「強さ」に価値を置く実力組織の中にいるわけですから、兵士としての職務に積極的に参加することが「強さ」の証し立てとなるので、意欲的に「派兵に行きます」と言う姿勢を示すことが必然となります。

ある米軍の研究によると、21世紀最初の15年間の米軍の戦争で、軍人の40％は子を持つ親であり、２００万人が戦闘域に派兵されていて、約２００万人の子どもがイラク戦争で親が派兵されたことに影響を受けているという結果があります（Gewirtz et al. 2017）。

兵士自身が派兵されている期間や回数、兵士のＰＴＳＤの症状といったストレス要因が配偶者や子ども、養育者に影響を与え、親である軍人が配偶者や子どもと離れて危険な立場にあることそれ自体も大変なストレス要因となるため、これらの要因が家族や子どもの適応問題に繋がっているという研究結果があります（Leisa et al. 2018; O'Neal et al. 2018）。

帰還後の影響

帰還後の影響について見ます。帰ってきた兵士は再適応、社会復帰していくプロセスを経なければいけません。そういった映画がたくさんありますので、皆さんもご存じだと思います。帰還した後、親は再会できますが、次の派兵への不安を抱えます。米軍の場合、非常にたくさんの回数、ローテーションを組んで派兵されるので、そういう不安を抱えます。

妻の場合も再会する喜びがありますが、不在の間のギャップがありますので、それを埋める過程が必要ですし、やはり次の派兵への不安というのもあります。

子どもとも再会するわけですが、結構時間がかかる関係の再構築のなかで、兵士がもし外傷性脳損傷（Traumatic Brain Injury, ＴＢＩ）や道義的損傷（Moral Injury）、ＰＴＳＤや外科的負傷を目に見える形だけでなく、目に見えない形でも負っていた場合、その影響が結果的に妻にうつや社会的不適応、２次トラウマをもたらして、子どもにも何らかの社会的・心理的問題が起こる可能性があります（福浦 ２０１９）。

軽度外傷性脳損傷と道義的損傷

軽度外傷性脳損傷（mild Traumatic Brain Injury, ｍ-ＴＢＩ）が軍事に関連して述べられる場合は、爆風による外傷性脳損傷によるものについてであり、一見無傷で、本人も何も気づいていない点が特徴です。後日、頭痛や運動・睡眠障害、めまい、耳鳴り、情緒不安定などが起こり、認知行動に変化がもたらされます。米軍イラク・アフガン帰還兵の中では、15・2%から22・8%に見られたという報告があり、多方面に影響を及ぼすことが分かってきています（McKee & Robinson 2014）。

また道義的損傷は、「深く道徳に関わる信念に反する行為を目にすることで負う傷」とされるもので、目にするだけでなく、さらに、直接関わることを含めて道義的損傷を負うと考えられます（Litz at al. 2009）。同僚からの裏切り、リーダーシップの失敗、戦闘員の虐殺、捕虜虐待、性的トラウマ、友軍からの誤射などいろんなことがきっかけで道義的損傷になります。この一つの例として、それぞれの場面で道義的判断をはさまず、すぐに撃ち殺せる訓練を行うことで殺傷行動の身体化〔筆者注：指揮命令への瞬時の服従〕がなされる点について、第7章で布施祐仁さんがお話しされています。

これについて一つ例を挙げます。2016年にオスロを訪問した際、ノーベル平和センターを通りがかりましたら『TARGETS』〔筆者注：「標的」の意味〕という展覧会が開催されていました。入ったところ、それはドイツのヘルリンデ・ケルブル（Herlinde Koelbl）という写真家が6年間27カ国の軍隊を訪問して、軍事訓練場を見せてもらい、そこで使用している標的を撮影した写真コレクションを展示したものでした。日本にも撮影に来ています。写真にあった標的には、何でもないただの板や簡単な顔が描かれたものから、衣服を着せて本物の人のようにしたものまでありました。

展示された写真にはキャプションが付けられていました。兵士のインタビューです。「もちろん最初はとても撃てない。だんだん自分の中で敵なので死んでもいい対象なのだと思うようにして、それで『殺してよい』と自分に言い聞かせた。それを次第に繰り返すと罪の意識を感じないようになっていった」とありました。

このように最初は、罪悪感をもっていても、何とか感じないように自問を繰り返すことで最終的に撃てるようになったと説明しています。こういう訓練をするところだという特徴が具体的に分かっていただけたのではないかと思います。

子どもへの影響はタイム・ラグ発生

子どもへの影響の研究もたくさんあります。派遣の頻度や期間、負傷等の家族のストレス要因はいろいろなバリエーションがあり、それは親のメンタルヘルスに影響を与えるだけではなく、さらに養育を経由して、子どもの社会的なあるいは情緒的な適応にも影響するといった研究です（Lester et al. 2016）。両親いずれかにＰＴＳＤが見られる場合、軍人家族の中で子どもは2年以上かけて症状を内面化し、外在化していくという研究もあります（Gewirtz et al. 2017）。

そうなりますと、子どもへの影響やその表出にタイム・ラグが発生します。具体的には、精神・行動の問題、行動障害、ストレス障害、うつ、希死念慮といった、ありとあらゆる問題が起きうるわけですが、それらはかなりずれて時間を経て起きるわけで、このことを考えますと、おおよそ周りがそろそろ忘れるような頃に現れると考える必要があります。その背景には、家族の2次トラウマや共感疲労というのも考えられるという研究も増えています。こうなりますと、周りの軍人家族以外のいろんな立場で関わる人たちは、その辺りのことも慎重に理解しておく必要があるだろうと思います。

軍人家族への支援団体（イギリスとカナダ）

海外ではいろんな形で軍人家族を支援している団体があります。

まず一つとして、イギリス陸軍家族の生活の質的向上を目的とした「アーミー・ファミリーズ・フェデレーション」（army families federation）があります。これは独立した第三者機関であり、軍の傘下ではありません。この団体は、家族は陸軍のライフスタイルの影響を受けるものなので、その人たちの生活の質的向上を重視し、それを目的として創ったとしています。

また、個別に必要な制度を紹介するのではなく、むしろこの団体はプラットフォームに徹して、軍から家族にもたらされる一連の情報を基にしながら、家族が抱える個別の問題を、個人が特定されることなく相談することができる機関となっています。そのため、いろんな形で情報を提供するディレクトリの役割を果たしているわけです。

この団体のホームページを見ると、これから軍人と結婚しようと考えている人に対する情報案内の入り口もあります。そこから入ると結婚に際して、どこへ行けばどういうサービスを受けられるのかが書いてあります。離婚や別居を考えている場合は、こういったことが可能ですよと、軍人家族として離婚や別居に関する情報を知ることができますし、養子を迎えようと考えている人に対するディレクトリもあります。このようにこの団体は組織運営の人たちが、イギリス陸軍の上級司令官や政府と協働する一方で、制度的な修正事項を提供・提案し議論していく立場を維持しています。

もう一つ、カナダでは、軍人家族に対する包括プランを検討しています。これは２０１７年にカナダ防衛計画の一部として、軍人家族の抱える問題解決のための包括的なプランを作ろうと着手したわけです。そのために、カナダ軍兵士とその家族の問題改善の方策を検討するうえで、まず家族がどんな構成でどこにいるのか知っておく必要があるとして、人口動態調査を行います。なぜ家族に対する包括プランが必要だと考えるに至ったのかというと、軍隊の士気と福祉サービスが防衛計画の最初の課題だとカナダ政府が捉えたためでした（Manser 2020）。

ケア提供者支援についての米軍の研究

あと一つは、米軍の研究成果に、負傷軍人に対するケアを提供している人への支援について検討したものがあります（Wilcox 2020）。これは負傷した兵士と退役軍人のために無償でケアをしている、軍人の家族や友人を支援することに関する研究です。ほとんどの対象者は、家庭でケアしている人を想定しています。コンバット医療が発達した結果、より多くの兵士が戦場で負傷し、命を落とすのではなく生き延びて負傷した状態で帰還するようになってきました。つまり、彼らをケアする人は以前と比べてより多く必要になってきています。

具体的には２０１４年現在、アメリカで９・11以降、軍人のケアをしている人の総数は、民間人を入れて５５０万人、そのうちの19・６％は軍人家族による負傷軍人へのケアだと数字が出ています。軍人家族のケア提供者の特徴としては、若い人が多く、ケアを受ける人と同居している家族ですから、家の中でずっとケアをする、またそのために、昼夜を問わず継続してケアをしているという特徴があります。

ケア提供者が家族である点は負傷した軍人にとって重要な意味があるとしています。つまり、兵士は家族からケアを受けることで、結果的にそのことが当人に早い回復を促すことになるというのです。家族が無償でケアをしてくれるので、政府も税金を使わずコスト削減になるという指摘まであり驚きました。

そして、この論文ではケア提供者への介入にアバターの活用を提起し、実際に取り組んだ結果が出ていました。負傷した兵士をアバターが支援するのではありません。家族が継続的にケアをするので、若い人がケアすると非常に長い期間、人生の大半をケア・ギバーとして従事することになります。場合によっては深刻な事態もあり、その人たちをアバターが支援します。インターネット上にアバターが出てきて、家族と相談をしながら対処方法を提案します。その結果、ケア提供者がうつ、不安神経症、身体症状、生活の質など、身心に関わるいくつかの点を向上させることができたとありました。このように考えますと、軍隊からの期待というのはずいぶんと大きくなっているものだと、私は驚きました。

4 日本の事例

日本の事例にまいります。自衛隊は約23万人で、イラク派遣には約８７９０人、南スーダンＰＫＯには約３８５０人が現地に赴いていたとされます。イラク派遣の際には半分ぐらいの隊員が家族を持っておられたそうです。

イラク派遣隊員の配偶者

イラク派遣隊員の配偶者の方のお話です。30代の奥様、夫は40代の幹部自衛官で、イラク派遣から帰国して7カ月経過した頃に入院されます。帰国後、徐々に夫に頭痛が出てきて、性格が変わるといった症状がありました。ストレス障害と診断されたわけですが、奥さんとその家族もストレスが溜まって、「一言、一言、はれものにさわるような感じでしゃべっていました。ふつうに機嫌がいいかと思って話していると急に機嫌が悪くなったりして、大変だったんです」というお話でした。

お医者さんからは「奥さんも診察を受けませんか」と勧められたのですが、お子さんが小さかったこともあり診察を受けなかったそうで、その時に受けておけばよかったかもしれないとお話されていました。家庭環境に気を遣った、緊張関係が生じたという話も、ケア提供者に求められる高度な感情的支援という点から考えれば、随所で発生していたことは想像できると思います。ほかにも恐怖や不安を経験されたご家族の話は聞きましたが、そのことが個別の特異な事例として関心を呼ぶだけに終わってはいけないので述べません。ただ、十分起こり得ることとして理解する必要があります。

東日本大震災支援をした自衛官の配偶者

また、東日本大震災で支援を行った自衛官の配偶者のお話です。こちらの方は大規模災害時に、自衛官家族に対する家族支援は正直言って無理だと認識したと話をされました。しかし避難所に避難されていたほかのご家族の中には、自衛官の家族として支援を待ち続けた家族もおられたそうです。お話をしてくださった方は自分で決定して行動された。そういう意味では妻は「自助」、その次に「共助」として同じような境遇の自衛官家族同士で助ける、そして最後にやってくるのが「公助」、公的に助けをということではないかと話をされていました。

これは早く自分で考えて決断できる方ならではの解釈であろうし、どの方も皆さんがそういうようにはなかなか動けない事情があると思います。

また家族をめぐっても、イメージがずれてかみ合っていないようにも感じました。自衛隊の方も組織の論理としてはもちろん、日常的に隊員の家族は組織の規律や規範の中にあると捉えているでしょう。家族の側ももちろん、組織の規律の影響を受ける立場にあると考えておられると思います。

そのため、災害発生時などになりますと、組織から見れば家族は優先順位の外になり自助でお願いしますとなりますが、家族の側からすれば災害時も自衛官の家族なので、組織の中に留まっていると受け止めておられる方も多数おられるのではという印象を持っています。

また、隊員にもしもメンタルな問題が発生した場合、基本的には復職支援、元の自衛官の職務復帰を目指すという内容を、プランニングするようになってきました。しかし、家族への二次的な影響に対して、何か組織として対応があるとは私は聞いていません。

実際のところ家族は、各自で自分が見つけた医療機関へ行くということになるでしょう。特に自衛隊病院へ行くかどうかも、配偶者家族であるならば、共済を利用することで組織にもわかるので、職場の職務上の評価を憂慮して敢えて行かないといったような判断もあります。

「普通の組織」ではない「強さに価値を置く実力組織」

これまでの研究で言われてきたこととして、自衛隊は外に向けては「普通の組織」である、「国家公務員」であると自己呈示している点について目を向けてみます（Frühstück & Ben-Ari 2002）。もちろん家族の方々も普通の組織だと思って、その一員と結婚したという方も多いですし、また、国家公務員というイメージを持って結婚したという話もよく聞きます。その内実としては、やはり一番重要なこととして「強さに価値を置く実力組織」だという意味で、日々そうした練度を上げる訓練をしているわけです。しかし、家族の多くは災害支援をイメージしています。そうしたイメージの違いがこのような対処の姿勢に影響していると考えています。

つまり、家族はふだん組織の規律や行動の規制が課される一方で、災害等の際には自助の名のもとにおかれるのです。だからといって、一般社会から隔絶し鉄壁の要塞と化した組織のなかに家族を置くべきといっているわけではありません。むしろ、私たち一般人と同じ地平で考え行動することがわかるようなことが望ましいのです。

災害支援や海外派遣などグローバルな活動は家族というローカルでプライベートな領域にまで余波を及ぼします。その問題を家族と私たち一般人が共有する必要があります。なぜなら自衛隊と地域・社会との相互理解がこれらの問題解決に関わるからです。

5　軍事組織の成員の家族 ——配偶者や子どもをめぐる議論

まとめますと、配偶者の方には二次トラウマ化や再適応の問題が起こる可能性があります。兵士に関しては、戦闘による死傷、ＰＴＳＤ、うつ等、再適応、ＴＢＩ、道義的損傷、あるいは戦闘域にいなくてもｍ‐ＴＢＩのような本人も全く意識しないうちに負傷するといった問題が生じる可能性があります。子どもにとっても、二次トラウマ化や社会的ないし情緒的な健康損失が生じる可能性があります。そういったことを知っていないと、現実を見誤ることになりかねないと思います（図2参照）。

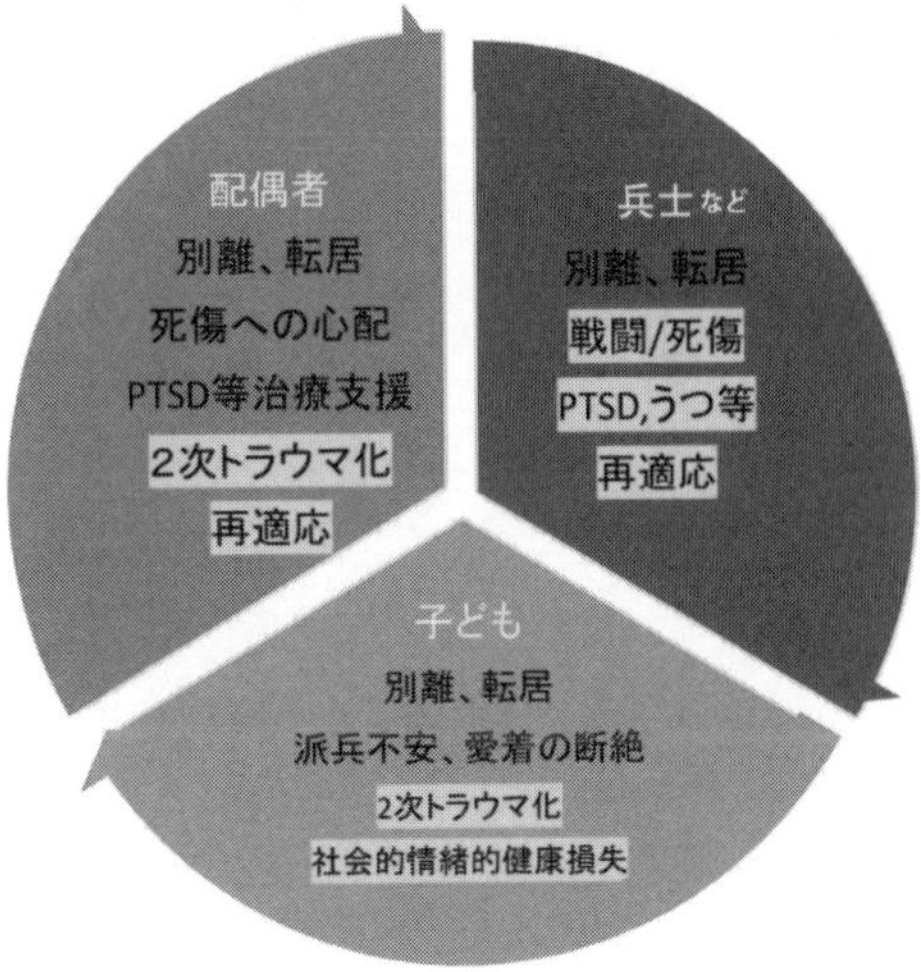

図2　軍事組織の成員とその家族への影響

以上のように、近年の軍事社会学などの研究動向をざっと俯瞰しましたところ、配偶者研究から家族研究へと拡大していることが、お分かりいただけると思います。先ほど見たイギリスやカナダ、アメリカの事例にあるように、家族を高機能化してレジリエンスを家族にもってもらうという前提で研究が行われています。兵士研究はＰＴＳＤからＴＢＩ、道義的損傷などの研究へと拡大しているわけです。

しかしこの道義的損傷の問題は、信義や責任に関わる個人の内面的危機に直面する兵士の方が多く出ているという問題ですので、言い換えればその人の生き方、人としての存在すべてに関わる問題に直面しているといえます。そのため、簡単には解決できない、そして非常に窮地に立たされる問題であると言えます。

家族を高機能化するということは、それは軍事組織の側からの見方であって、家族の側から見た場合そういったことに対してどうなのか、という研究がないのが問題だろうと思います。何と言っても、家族の意向が兵士の士気に直結するわけです。家族が組織への帰属に関してどうなんだろうかと疑義を差し挟んだならば、それは兵士にとっては「もう所属をやめてもいいのでは」という話にもなりますので、いろんな不都合が生じるため、家族を機能化する以外の議論は必要であると考えます。

おわりに

最後に、日本における軍事組織の問題にかかわって、アーサー・クライマンらの著書『他者

の苦しみへの責任　ソーシャル・サファリングを知る』を紹介します。「社会的な力が人びとに与える被害の原因でもあり結果でもある問題」に関して、ひとつ考えるべきことがあるだろうと述べています。「残虐行為によるトラウマ、苦痛、機能障害は健康上の問題であり、同時に政治的・文化的な事象」だと。遠くの個人にとっての社会的な苦しみに対して、どのように考えることができるだろうか。異質な世界として受け止めるような「他者性」の理解では不十分である。つまり、遠隔地の苦しみを見ることが苦しみの「消費」であってはいけないと述べています。

いろんな戦争のフォトジャーナルで劇的な写真を見ている側は、遠隔地の苦しみの消費で終わっているという批判が、これまで繰り返されてきたと思います。そういう苦しみの消費であってはいけない、「構造的な暴力として理解する」必要があると述べています。

このことから考えられることとしては、そのような軍事組織を持つ私たちがここにいることの意味を問う必要があります。つまり、こういう組織を私たちは持っていて、そこに入っている方々や家族のいろいろな労苦や活動に関して、一般人として関心を持ちそれにかかわる問題を他者化して考えないことが、最初の一歩として重要ではないかと考えています。

注　イラク戦争に狙撃兵として参加し、その後ｐＴＳＤとなった兵士の自伝がもとになっている『アメリカン・スナイパー』（日本公開２０１５年）や、戦場に赴かずに無人機を遠隔操作することが兵士に与える影響を取り上げた『ドローン・オブ・ウォー』（日本公開２０１５年）など、これらの問題を家族の視点を含めて描いている海外映画は多い。

引用文献

＊ Frühstück. Sabine & Ben-Ari, E., "Now We Show It All!" Normalization and the Management of Violence in Japan's Armed Forces. *The Journal of Japanese Studies*. 28(1): 1-39, 2002.

＊ Gewirtz H. Abigail, David S. Degarmo, Osnat Zamir., Testing a Military Family Stress Model. *Family Process*. x: 1-17, 2017.

＊ Goffman. E., *ASYLUMS: Essays on the Social Situation of Mental Patients and Other Inmates*. New York: Doubleday & Company, 1961.（『アサイラム：　施設被収容者の日常世界』石黒毅訳、誠信書房、１９８４年）

Harrell. M., C. Army Officers' Spouses: Have the White Gloves Been Mothballed? *The Armed Forces & Society*. 28 (1): 55-76, 2001.

＊ Leisa. E. R., K. Wang, R. Moore, H. Wang, L. Bauer., Operation Family Caregivers in a community Setting. *Journal of Clinical Psychology*. 74: 536-553, 2018.

＊ Lester. Patricia, Liang L. J., N. Milburn, C. Mogil, K. Woodward, et al., Evaluation of a Family-Centered Preventive Intervention for Military Families: Parent and Child Longitudinal Outcomes. Journal of the American Academy of Child & Adolescent Psychiatry. 55 (1) : 14-24, 2016.

＊ Litz. T. Brett, N. Stein, E. Delaney, L. Lebowitz, et al., Moral injury and moral repair in war veterans: A preliminary model and intervention strategy. *Clinical Psychology Review.* 29 (8): 695-706, 2009.

＊ Manser. Lynda., Canadian military family demographics. Journal of Military, *Veteran and Family Health.* 6(1): 2020. https://jmvfh.utpjournals.press/doi/pdf/10.3138/jmvfh-2019-0003.

＊ McKee. A. & M. Robinson., Military-related traumatic brain injury and neurodegeneration. Alzheimer's and Dementia. 10(3): S242–S253, 2014.

＊ O'neal. C. W., M. Lucier-Greer, J. Duncan, J. Mallette, L. Arnold, & J. Mancine., Vulnerability and Resilience within Military Families: Deployment Experiences, Reintegration, and Family Functioning. *Journal of Child and Family Studies*, 27: 3250-3261, 2018.

＊ Segal. M., The military and the family as greedy institutions. *The Armed Forces & Society.* 13: 9-38, 1986.

＊ Stanley, J., Segal. M. & Laughton. C., Grass roots family action and military policy responses. *Marriage & Family Review*, 15(3-4): 207–223. 1990.

＊ Wilcox. Sherrie., Implementation and feasibility considerations of an avatar-based intervention for military family caregivers. *Journal of Clinical Psychology.* 76(6): 1015-1029, 2020.

＊ クラインマン、Ａ．Ｊ．クラインマンほか著、坂川雅子訳、池澤夏樹解説『他者の苦しみへの責任—ソーシャル・サファリングを知る』みすず書房、２０１１年。

＊　福浦厚子「コンバット・ストレスの様相 ―シェル・ショックから二次トラウマへ」田中雅一・松嶋健編著『トラウマ研究〈2〉 トラウマを共有する』京都大学学術出版会、469-502頁所収、2019年。

第10章　ＡＩ戦争兵器でコンバット・ストレスはなくなるか？

野田　哲朗

１　ロボット化される兵士

戦争に勝つためには、強い軍隊を作らなくてはなりません。グロスマンの『戦争における「人殺し」の心理学』にもあるように、兵士の発砲率を高めるために米軍では様々な訓練をし、平気で人間を殺害できる兵器のような人間に改良しています。今や遺伝子操作まで視野に入れているそうです。しかし、戦闘では、兵士が殺傷されますし、肉体的な損傷を受けなくても、ＰＴＳＤ（Post Traumatic Stresss Disorder）となった兵士は戦線から離脱を余儀なくされます。軍隊としては大きな損失ですから、コンバット・ストレスに晒されてもＰＴＳＤにならないことが求められます。ここで留意しておきたいのは、ＰＴＳＤの原因には人を殺すという非日常的な体験もトラウマになるということです。

ストレス社会は精神疾患を身近なものにし、今ほど精神医学への関心が高まっている時代はありません。しかし、精神医学は戦争では積極的に利用され、倫理観や罪悪感をなくさせるような役割を果たしてきました。現在、開発が進んでいるＡＩ兵器、すなわちキラーロボットは、殺人に対する良心の呵責はなくなりますし、生物学的な死を怖れる必要が無くなります。敵対国の人間を徹底的に殺傷し、戦意を喪失させるのが、戦争の目的ですから、人間が戦闘に参加せずに、敵を撃退できるＡＩ兵器開発に、各国はしのぎを競いそうです。しかし、被害者は人間であることに変わりはありません。

サバイバーズ・ギルド

ユダヤ系アメリカ人で精神科医のロバート・J・リフトンは、ナチスのアウシュビッツでジェノサイドに加担した医師の面接をし、残虐行為ができる真理を明らかにしてしたり、広島の被爆者を詳細に面接して被爆者のトラウマを研究しました。リフトンは１９６２年に来日し、広島の被爆者約70人を丁寧に面接して、『ヒロシマを生き抜く ― 精神史的考察』という本を著しました。生き残ってしまった自責、「サバイバーズ・ギルト」という言葉があります。被爆者は、なぜ自分が生き延びたかということを一生問い続けながら生きているのだということを、明らかにしました。

いわゆる戦中派と言われる第二次世界大戦を経験した人の中には、平和な世界にとベトナム反戦運動、反核運動などを熱心に牽引されてきた方々がおられます。彼らの問題意識の支えに戦争を生き延びたサバイバーズ・ギルトがあったかもしれませんが、意識されることはなかったのではないでしょうか。

日本の研究者がトラウマに関心をもつ契機になったのは、ずっと後の1995年、阪神淡路大震災でした。日中戦争から第二次世界大戦を通して、日本は他国に多大な被害を与えたばかりでなく、戦地で死闘を繰り広げた旧日本軍兵士、沖縄戦、本土空襲、広島、長崎の原爆投下など、酷いトラウマ受傷がありました。しかし、リフトンのようにトラウマに関心をもつ研究者がほとんどいなかったのは、なぜでしょう。

オイゲン・コーは、多くの人に体験された出来事が共有され，広く語られ，さらに多くの人に共有されると、その経験は隠されることないのでトラウマになることは少ない。共有された意識の中で通常の記憶として記録され，それは「歴史」になる。そうでない場合、「集合的トラウマ（collective trauma）」となる。共有された体験が多くの個人の中で処理されないか，あるいは語ることのできないものになってしまった場合，それは集団（社会）にとって捉えることができない，隠蔽されたものになる。それは歴史ではなく〝神話〟である、と述べています。

日本は戦後トラウマについて語ることが戦争責任問題に連なり、総括できずにきたことが、トラウマを無きもののように扱ってきた要因だと考えます。しかし、都市部を襲い、多くの犠牲者を出した阪神・淡路大震災は、天災ですから加害者は存在しません。トラウマにやっと焦点が当たることになったのです。

2 トラウマとレジリエンス

ＰＴＳＤを理解するにあたって、まずストレスについて押さえておきます。

ストレスとは、カナダの生理学者ハンス・セリエが１９３６年にストレス学説を提唱し、本来は工学用語であったストレスを医学に持ち込みました。ストレスとは、「ストレッサー（外的刺激）」が、心身に影響を与え、「ストレス反応」として心身の症状が出現するわけですが、心身への刺激を跳ね返そうとする力「レジリエンス」の強弱によって「ストレス反応」に差異が生じます（図１）。

ですから、現在レジリエンス概念が非常に重視されています。戦闘体験があってもＰＴＳＤになる人とならない人がいます。様々な要因がＰＴＳＤ発症の有無に関与していると考えられますが、その一要因としてレジリエンスの強弱が言われています。

ストレッサーには、様々なものがあります。寒冷や暑さなど「物理的ストレッサー」、排気ガスやたばこなど「化学的ストレッサー」、現在我々を苦しめている新型コロナウイルスは「生

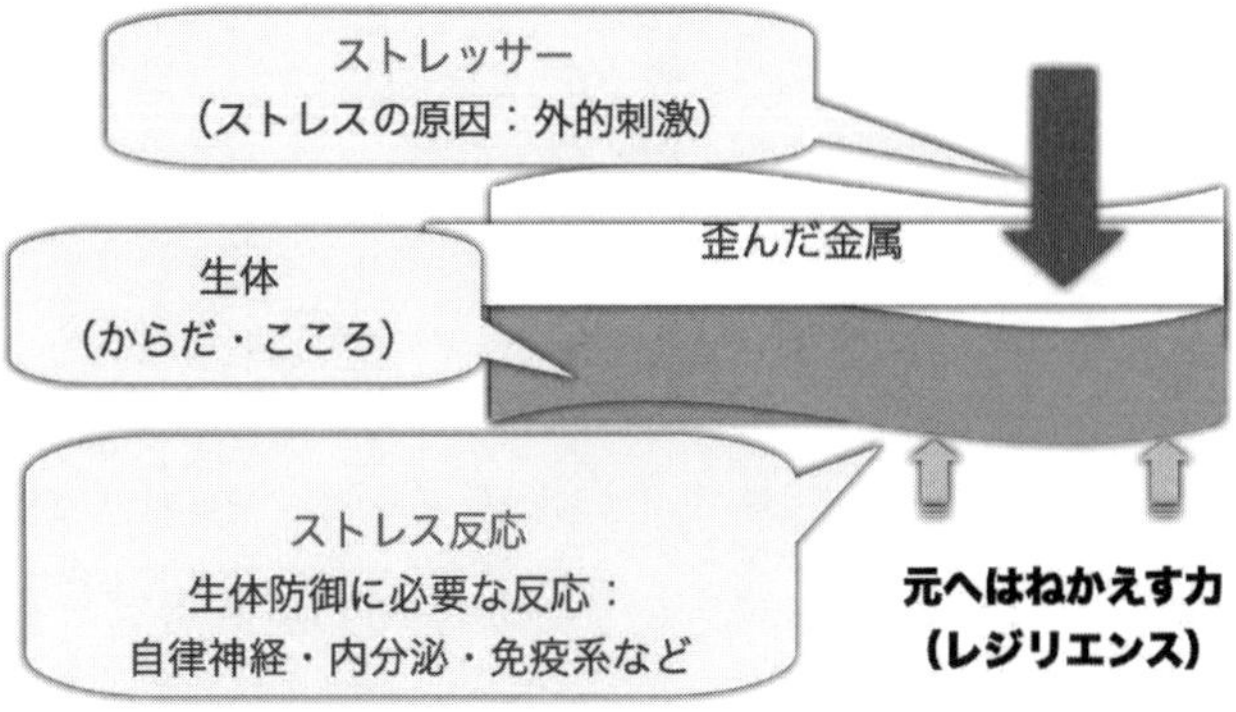

図1　ストレッサーとストレス反応

物的ストレッサー」となります。また、戦争や地震、交通事故、暴力被害などの「トラウマティック・イベント」は、ストレッサーとして最も大きいものですし、親しい人の死や失業などの「ライフイベント」、仕事量の多さや職場の人間関係によるイライラなど「デイリー・ハッスル（日常イライラ事）」というストレッサーもあります。

レジリエンスは、トラウマや逆境にもかかわらず、ある種の発達を取り戻すことを可能にするプロセスと定義されます。生来的な要素もありますが、良好な人間関係、自尊感情、創造性、ユーモアといった因子があるとされます。トラウマ体験があっても「心的外傷後成長」（ポスト・トラウマティック・グロース）が認められることがあります。

２００４年にイラクで人道支援中に捕縛された高遠菜穂子さんは、それだけでも大きなトラウマ体験だったはずですが、帰国されてから国に迷惑をかけた、自己責任だと大バッシングを受け、捕縛以上のトラウマ受傷をしています。

当時、北海道の精神科医の皆さんが賢明だったのは、ご家族にまずPTSDの知識を周知し、どのような態度で高遠さんに対応すればよいのかを示したことです。ご家族は高遠さんを決して非難することなく、家族一丸となってバッシングから守り抜こうとされました。

高遠さんはPTSD症状に苦しまれ、今も症状が残っているかもしれませんが、とてもすばらしい仕事をされています。ポスト・トラウマティック・グロースと言えます。

フランクル『夜と霧』の先駆

新型コロナウイルス感染症（COVID―19）パンデミックの終息の見通しが立たず、出口の見えない迷路に迷い込んでしまったような現在、カミュの『ペスト』とともに、フランクルの『夜と霧』がよく読まれていると聞きます。いま、国境が閉じられ、病院や施設では、面会の自由が無くなり、PCR検査で徹底隔離と叫ばれ、人々の自由な交流に制限が掛けられ、社会全体が収容所の様相を呈しています。このような閉塞的な状況で私たちはどのような態度をとればいいのでしょうか。

ナチス・ドイツが建設した強制収容所を転々とした時の一心理学者の体験記が『夜と霧』です。原題は「強制収容所における一心理学者の体験」です。未来を失った収容者たちは、どのような態度でも取れたにも関わらず、最後の一片のパンを人に差し出すという利他的な行動を取る人がいたと記します。芸術を生み出すなどの「創造価値」、誰かを愛したり、美しい物を愛でたりする「体験価値」が期待できない状況の中でも、尊厳のある態度をとり続ける人がいるのです。つまり「態度価値」だけは、どんな状況でも実現可能ということで、今、再び読み始められたことの理由が分かりそうです。

まだPTSDのこともレジリエンスのことも知られていない時代に語られたフランクルの著には、現在研究されているレジリエンスに繋がる記述が認められます。フランクルは、収容所で寄席のようなことをやって収容者をなぐさめたり、精神療法をしたり、ユーモアを大切にしています。また、生命を脅かされる絶滅収容所といった異常な状況においては、「異常な反応がまさに正常な行動である」と述べています。これは、戦争という殺人が推奨される環境で、なぜ残虐行為をしてしまうかの説明にもなると思います。

シリュルニクのトラウマ体験

ボリス・シリュルニクはユダヤ系フランス人で、6歳の時に強制収容所に移送される途中で逃げますが、両親はアウシュビッツで絶命しています。数奇な運命をたどり、パリ大学医学部を卒業し精神科医になります。フランスは第二次大戦の戦勝国ですが、ナチスに占領され、ユダヤ人の強制収容所移送にも協力しました。

彼は幼少時に受傷したトラウマについて成長する過程で人に語るのですが、誰も聞いてくれませんでした。加害者だという意識があるから、フランス人は聞きたくないのです。１９８０

年代になってユダヤ人を強制収容所に移送しながら、戦後、フランスの大物政治家となった元対独協力者のモーリス・パポンの過去が曝露され、「人道に対する罪」で起訴されます。

その頃からシリュルニクは、ようやく過去を語れるようになったようですが、幼少期に過酷な体験をしながらレジリエンス（打たれ強さ）によって、生き延びることができたことから、虐待などのトラウマティック体験のサバイバーが良い人生を生きられるようレジリエンス概念の普及に努めています。これもポスト・トラウマティック・グロースと言えるでしょう。

しかし、気をつけなくてはならないのは、レジリエンスは、戦争で兵士を強くするために使われるツールにもなっていることです。アメリカ陸軍では、ポジティブ心理学の提唱者、マーティン・セリグマンに依頼し、兵士、家族、事務官を対象としたレジリエンスを高めるプログラムを開発し、使用しています。

3 世代間トラウマ

日本でも阪神・淡路大震災以前からトラウマに関心を持ち、トラウマ研究の嚆矢として活躍された研究者がいました。２０００年に39歳で早逝された安克昌です。ＰＴＳＤや解離性同一性障害（多重人格障害）の研究をされていました。２０２０年1月から2月にかけて、ＮＨＫで放映された「心の傷を癒すということ」は、安の波乱に満ちた一生をドラマ化したものですが、ドラマでは日本で生きる在日コリアンとしての苦悩を垣間見ることができます。
彼自身の人生がトラウマに満ちたものだったことが、トラウマへの造詣を深くしたのかもしれません。精神分析学でいう、反復強迫です。

その彼が私に勧めた本に、阪神・淡路大震災発災後の3月20日のオウム真理教の地下鉄サリン事件の被害者や関係者を詳細にインタビューした、村上春樹の『アンダーグラウンド』があります。これは、1997年に出版されています。それと、マイケル・ギルモア著、村上春樹訳の『心臓を貫かれて』というすごく分厚い本を読めよと言うのです。これは、1996年出版です。ともにトラウマと非常に関係深い内容ですし、阪神・淡路大震災発災後わずかな間に出版されています。

マイケル・ギルモアの兄、ゲイリー・ギルモアは、米国ユタ州で無実の人を2人殺害して死刑の判決を受けます。当時、米国では死刑廃止の世論が強く、10年間、死刑が行われていなかったので事実上終身刑になるはずでしたが、ゲイリーは、裁判官に銃殺刑を求め、1977年1月17日に執行され、日本でも話題になりました。ゲイリーという極悪な犯罪者が産まれてしまったのですが、それは、この家族に伝わる何世代もの家族内のトラウマの帰結であって、誰が悪いわけでもないことを、安は私に伝えたかったのかもしれません。

日本では、世代間トラウマへの関心が持たれていないのですが、ナチスのホロコーストを生き延びた第1世代に精神的な後遺症が認められるだけでなく、なぜかその第2世代にも影響が出ることが報告されてきました。欧州は今、COVID―19拡大で戦時下のようなロックダウンがなされ、第二次大戦時の空襲がフラッシュバックする高齢者がいるそうです。オランダでは、ユダヤ人の強制収容所サバイバーの治療からはじまったのか、戦争犠牲者の第2、第3、第4世代を治療するサイナイ・センターというところがあります。トラウマは世代間を貫くということです。

村上は、被災していませんが、阪神間で成長しましたから、阪神・淡路大震災がトラウマに類する体験であったことは想像にかたくありません。それよりも、村上がトラウマに関心を持つヒントが、『文藝春秋』2019年6月号に特別寄稿した「猫を棄てる」というエッセイに見い出せるように思います。

村上の父は三度招集を受けて、一度は中国戦線を転戦しています。所属部隊が南京攻略に参加していたことで、父が虐殺に加担していたのではと、ずっと思っていたそうです。父の部隊が亡くなってから軍歴を調べてその疑念は晴れるのですが、村上が小学校低学年時に、父の部隊が捕虜にした中国兵を斬首した時の様子を、なぜか淡々と語ったそうです。軍刀で首を跳ねられる光景が少年の心に強烈に焼き付けられ、父親のトラウマ体験を息子が引き継ぐことになったわけです。
村上と父との関係は良好な関係ではなかったようで、20年近く没交渉でしたが、90歳で亡くなる少し前に形ばかりの和解をしたそうです。また、父は結構お酒をよく飲まれたそうですが、嫌なお酒の飲み方だったようです。トラウマ受傷は、アルコール、薬物依存症になるリスク要因です。村上が叙述するものには、世代間トラウマの影響があるのかなと思いました。

私の父は、岐阜県の農家の次男坊で、11人の兄弟姉妹がいたようですが、2人は幼少時に亡くなったそうです。1945年、18歳の時に広島の高等師範学校を受験しに行きましたが、食糧難で食えないと帰郷してしまったそうです。その後、広島の原爆投下を知ってからは、ノイローゼのようになって引きこもってしまったというのです。亡くなる少し前に、私にではなく、なぜか家人に言うのです。そして、こんなことも言っていたそうです。子どもの頃、口減らしで自分だけ親類の寺に預けられ、大好きな母親に自分だけ捨てられたことがとても哀しかったと。

「猫を棄てる」にも、村上の父が子どもの頃、奈良の寺の小僧に出されたというエピソードが出てきます。かつては、貧しくて親に捨てられる、ということは珍しくなかったのでしょう。しかし、捨てられた子どもにとっては、生涯にわたって残るトラウマです。そういうコアな体験を親から直接聞くことはなかったのですが、防空壕で人が死んでいたとか、疎開先での苦労話を母から聞いていました。

子どもも心に戦争は恐いと頭のどこかにすり込まれ、思春期の頃、広島、長崎の原爆、アウシュビッツのことを知って、神経症気味になって眠れないということが続きました。そういえば父親は、米国のオバマ大統領が広島訪問時に、被爆米兵を調査してきた被爆者の森重昭さんをそっと抱き寄せた写真を大切に切り取って残していました。父にもサバイバーズ・ギルトがあったのかもしれません。

しかし、多くの方の語り得ない無数の戦争体験は、墓場まで持って行かれてしまっているのだと思います。

4　戦争神経症からＰＴＳＤへ

第一次世界大戦では、対峙する敵味方が塹壕を掘りまくってそこに兵隊が隠れ、砲弾を撃ち合います。砲弾が堕ちてくる音に兵隊は怯え、痙攣を起こすなどの激しい症状を兵士は呈し、戦闘能力を失います。これをシェル（砲弾）ショックと言いますが、脳の器質的な異常を疑って精査しますが見つからず、心因性のものとされ、その後、シェルショックが無くても起きるため戦争神経症とされました。精神的な弱さに原因があると考えられ、肉体的な懲罰や電気痙攣療法を行なって正気に戻そうとしたのです。

第二世界大戦では、戦争神経症になった兵士を戦場に戻すために、「近接」「迅速」「期待」（Proximity,immediacy and Expectancy, ＰＩＥ）を原則とする治療法を用いたそうです。精神科医が速やかに兵士のいる現場に行って、早く前線に戻って頑張れ、期待しているぞといった精神療法をすることにより、戦争神経症が減ったと言われています。

ベトナム戦争（１９５５年〜１９７５年）では「戦争の大義」があると信じさせられて多くの兵士がベトナムに派兵されますが、実はそんなものはなかったのです。敵はゲリラですから民間人に敵兵が普通の服を着て混じっています。そのため、掃討作戦と称して、しばしば村ごと焼き払うことが当たり前のようにされます。

１９６８年のソンミ村虐殺事件では、カリー中尉が地雷で亡くなった慕われていた下士官の報復ということで、子どもからはお年寄り、妊婦まで全てを殺害する指示を行い、生き残った犠牲者は、３人しかいませんでした。当初隠蔽されていましたが、やがて明るみに出て、世界的なベトナム戦争反対運動を勢いづかせることになります。ですから、ベトナム戦争帰還兵は、あたたかく迎えられるどころか、冷遇されるわけです。

戦争神経症になっていたと考えられる退役軍人がアルコール・薬物依存症になったり、犯罪を犯したりするようになります。アメリカ精神医学会では、ＤＳＭ（Diagnostic and Statistical Manual of Mental Disorders）という精神障害の診断・統計基準を策定しています。これも、兵隊を徴兵するのには精神医学的なスクリーニング法が必要で、陸軍が診断の広範囲な分類をつくり、退役軍人庁がそれを修正し、アメリカ精神医学会がさらに修正して出したのが、１９５２年のＤＳＭ―Ｉです。

そして、１９６２年にＤＳＭ―Ⅱに改訂されますが、戦争神経症に該当するは診断基準ありませんでした。１９７３年にＤＳＭの改正が決まりますが、帰還兵の惨状を目にしたリフトンらの尽力でＰＴＳＤをＤＳＭ―Ⅲの診断基準に入れることに成功し、帰還兵の精神的な障害に補償が出るようになったのです。レイプやＤＶ被害の女性が示す後遺症とベトナム戦争帰還兵の示す後遺症が本質的に同一であることから、戦争神経症ではなくＰＴＳＤとされました。

ＤＳＭ―Ⅲでは、ＰＴＳＤの外傷体験を「ほとんど誰にでもはっきりした苦悩を引き起こすような明白なストレスの存在」と定義していましたが、１９８７年に改正されたＤＳＭ―ⅢＲでは、「通常の人が体験する範囲を超えた出来事で、ほとんどすべての人に著しい苦痛となるものを経験したこと」となりました。著しい苦痛の中に、殺人などの加害体験もふくまれています。ＰＴＳＤは被害者の精神疾患と思われがちですが、実は加害者の精神疾患でもあるのです。

しかし、その後、ＤＳＭが改正されるたびに外傷体験の定義が拡大し、２０１３年に改正されたＤＳＭ―５の診断基準を見ますと、トラウマ体験に直接晒されなくても原因と見なされるようになります。したがって、加害者のＰＴＳＤが見えにくくなってきています。「Ａ．外傷的な出来事への暴露」があり、「B．再体験」「C．回避」「D．否定的認知・気分」「E．過覚醒」などが「F．障害の持続期間が1か月以上」となればPTSDと診断されますが、社会的な問題なく、症状だけ持ってる人はPTSR（ポスト・トラウマティック・ストレス・リアクション、心的外傷後ストレス反応）とされます。

東日本大震災の支援に行くと、こうした症状を持ちながらも、なんとか仕事や家庭生活ができているという方がいらっしゃいます。そういう方にはPTSDの診断がつかないのです。

5　米国一般人と退役軍人の自殺者数推移

以下は、『トラウマ後のストレス対処法（How to cope with stress after trauma）』の一部を私訳したものです。

マイケルは、ベトコン（ベトナム解放戦線）を追い詰めようと、何マイルもの田んぼや沼地を重い足取りで歩いて服務期間を過ごした。片方の足に榴散弾の破片がいくつかあって常に痛みを感じていた。1973年にベトナムから帰国後、ソーシャルワーカーになる勉強をして、ユタ州の保護観察所で仕事を得た。しかし、戦争の記憶や反応があまりに酷く、遂に無能力状態になって、数年働けただけだった。

プライドの高い彼は、心理治療を受け入れられず、睡眠薬や抗不安薬、痛み止めの処方以外の治療を拒んだ。一方、彼の症状はどんどんエスカレートしていった。外食に行ったり、友人の家に居る時ですら、窓際や戸を背にして座る事を拒み、常に警戒状態にいた。彼は、孤立し、酒を多量に飲み、特に痛み止めの処方薬が増えた。彼は怒りの爆発を経験し、一度は妻を撃ち殺しかけた。妻が癌で亡くなった後、彼は完全に孤独となり、少し前には自殺を図った。今、一人では、生活できないので、退役軍人ホームで暮らしている。

「戦争の記憶や反応」は「再体験」で、「無気力状態」は「気分の陰性変化」として出てしまうわけです。睡眠薬や抗不安薬、酒の量が増えてきます。彼はプライドが高いので治療を受けないのです。

さらに、外食に行っても「窓際や戸を背にして座る事を拒む」という「回避」症状、「過覚醒」症状が常態化しているために、常に警戒状態で、怒りの爆発が起きてしまいます。

複雑性PTSD

2019年、WHOで承認されたICD—11に複雑性PTSD（Complex PTSD：CPTSD）の診断基準が組み込まれることになりました。虐待などつらい体験に長期にわたって遭遇すると、PTSDの症状があり、かつ対人関係機能に持続的で広範な障害、人格的変化が生じるパーソナリティ障害に似た精神疾患が新たに認められることになりました。これまで、パーソナリティ障害とされていた人の中には、実はＣＰＴＳＤであった方もいたと思われます。研究によると、退役軍人の13％に、また、ＰＴＳＤと診断された軍人の３分の１から２分の１にＣＰＴＳＤが認められたそうです。

しかし、ＰＴＳＤ、ＣＰＴＳＤの患者は、他の精神疾患と同様、病識に欠けることが多く、自ら医療機関を受診する方は、ほとんどいません。多くは薬物・アルコール依存症や行為障害（非行）、うつ病で治療を受けるのですが、精神科医はその背景にあるＰＴＳＤやＣＰＴＳＤには、気づき難いのです。ＥＭＤＲ（Eye Movement Desensitization and Reprocessing）、ＰＥ（Prolonged Exposure）といったエビデンスのある治療法がありますが、技術と十分な治療時間を要するので日本の保険医療制度では、治療提供のできる医療機関がほとんどないのが実情です。

アメリカではベトナム戦争帰還兵のＰＴＳＤ患者が、今なお増加しているそうです。蟻塚が沖縄戦を生き延びた住民の遅発性ＰＴＳＤの報告をされていますが、退役軍人が症状を持ちながら仕事に頑張られて、引退して時間に余裕ができると戦場の場面がフラッシュバックしだすようです。

ＰＴＳＤと同様、兵士に認められるモラル・インジャリー（道徳的損傷）についても、注視する必要があります。大義をもって戦地に行ったが、そこには正義などなくて、上官が惨いことしたり、自分もさせられたり、見たりする。耐え難い感情として罪や恥、怒りが生じるということで、ＰＴＳＤとは少し違います。

現在、ＣＯＶＩＤ―19パンデミックで、人工呼吸器やＥＣＭＯが足りなくなり、装着の選別をしなくてはならなくなることが起きています。命の選別です。このようなことが起きてしまえば、医療者はモラル・インジャリーに苛まれることになります。災害時は戦場と同じことが起きるわけです。

6 兵士、退役軍人、自衛隊員の自殺

自殺について、これまでは日本では女性１に対して男性２の割合で発生し、若年者の自殺の多さが日本の大きな問題になっていました。ところが、２０２０年、ＣＯＶＩＤ―19パンデミックで、日本人一般の自殺が増えるのではとモニターしてきたところ、４月から６月の段階では、昨年以上に減っていたのですが、７月から増加に転じ、しかも20代、40代の女性、児童生徒の自殺が増え始めるといった異常な現象が起きています。

女性と児童生徒の自殺の急増には、感染症対策のために学校、職場、繁華街が閉じられ、ステイホームを強いられたことで、女性がＤＶ被害、性的虐待などに晒される機会が増加したことの影響と推測されています。

自衛隊員の自殺者数を見ますと、２０００年頃から増加しています。この辺りから自衛隊の

図２　自衛隊員の自殺者数

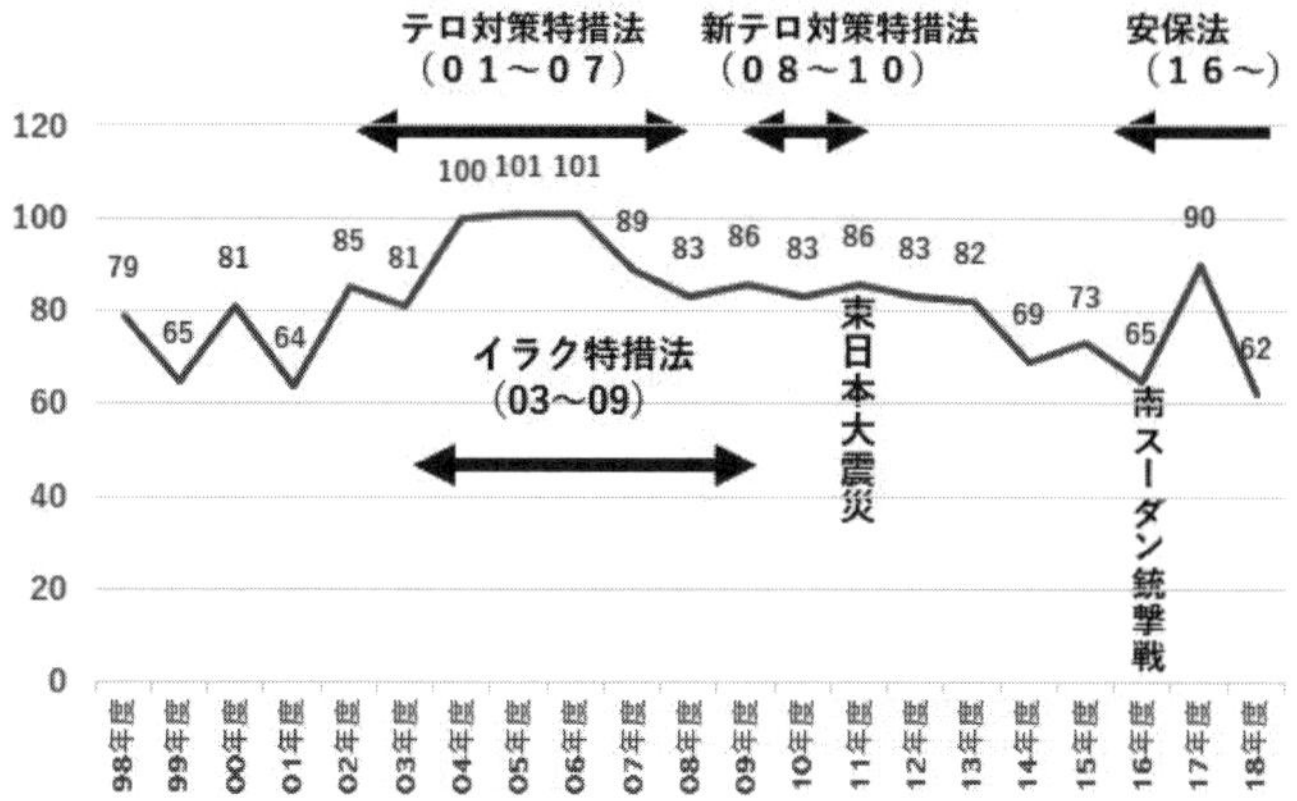

中のいじめ問題が顕在化し、対策が始まります。モラル教育や自殺防止のためのいろんな企画もされます。テロ対策特措法やイラク特措法の時期が結構増えています。その後減っていきますが、最近では安保法制が制定されてから増えています（図２）。

イラク特措法でのインド洋への派遣数は、延べ数で１万３３００人のうち自殺者数は27人、延べ数10万人あたり２０３人の自殺数、イラクへの派遣は陸自で延べ数５６００人（実数６００人）のうち自殺者数21人で延べ数10万人当たり自殺数３７５人、空自の延べ数３６３０人（実数２１０人）のうち自殺者数８人で延べ数10万人当たり自殺者数２２０人、海自は延べ数・実数とも派遣数３３０人で自殺者はゼロでした。

２００９年度の自殺者数は自衛隊員全体で86人で10万人当たり自殺者数は35人、国家公務員全体では68人、10万人当たりで24人、全国民では３万２８４５人

表　テロ特措法（旧，新）・イラク特措法派遣自衛官の」自殺者数

派遣先	部隊	派遣期間	自殺者数	派遣数 延べ数（実数）	自殺数／延べ数(10万人当たり)
インド洋	海	2001~07、08~10年	27	13300	203
イラク	陸	2004~06年	21	5600 (600)	375
	空	2003~09年	8	3630 (210)	220
	海	2004年	0	330 (330)	0
自衛官		2009年度	86	―	35
国家公務員		2009年度	68	―	24
全国		2009年	32845	―	26

国会答弁書等を元に野田作成

で10万人当たり26人ですので、かなり高い自殺率です（表）。

私のゼミ生に自衛隊員のメンタルヘルスに関する文献研究をしてもらいました。今後、戦闘に巻き込まれることが危惧される自衛隊は、コンバット・ストレスに着目した研究がなされているかに興味があったからです。CiNii（国立情報科学研究所）を用いて「自衛隊　ストレス」「自衛官　ストレス」「自衛官　メンタルヘルス」「自衛官　精神健康」の6種類のキーワードで検索し、自衛隊機関所属の研究者の研究を抽出したところ28件でした。英文まで、入れるともっとあると思いますが。

論文から読み取れたのは、①有事での活動を本来任務とする自衛隊は、隊員に強靭な精神力を求めることがある、②精神疾患に対するスティグマから精神保健サービスが受けにくい、③東日本大震災支援などの自衛隊員は職業意識の高さからストレスを克服している、④隊員の

メンタルヘルス支援には、家族への支援が必要、といった内容で、自衛隊所属以外の研究者では、福浦厚子の論文がありますが、コンバットストレスを扱った論文はありませんでした。

文献研究から、自衛隊員のストレス対策は、産業ストレス対策と根本的に違うことに気づきました。有事におけるトラウマチックストレスを克服できるような強い精神力をどのようにして育成すればいいのかが求められるのです。

元自衛隊員から聞き取り調査したことがあるのですが、恐ろしいことを言っていました。銃の性能をわざと落としているそうです。なぜかというと一発で敵を殺すとそれで終わってしまうけど、銃の性能を落として怪我をさせるだけだと誰かが助けにくるので、それを待って、狙って敵を一人でも多く殺すというのです。

仮想敵国への偏見についても上官から学ぶようです。殺される人たちを非人間化して考えないと人は殺せないので、ヘイトを学習させられるのです。仕事ができない隊員に訓練という名目で長距離を走らせたりするようです。ですから、している方は、いじめ・体罰の意識はありません。3か月に一度のストレスチェックがありますが、正直に書くと呼び出しがあるので書かないと言います。

兵士の自殺の多さは、デュルケームが1897年に出版した『自殺論』において、すでに指摘しています。軍隊という集団の価値体系に絶対的な服従を強いられることに原因を求めました。そして、下士官ほど自殺が多いのは、軍隊内で下士官ほど強い服従と受け身の習慣を求められるためと説明していますが、現在でもある程度当てはまるのではないでしょうか。アメリカでは、２０１１年頃より兵士の自殺が増加し、特に退役軍人の自殺が目立つようになりました。

ヘロインや薬物依存になっている方が多いことが明らかになっています。不眠、ホームレスや向精神薬治療を受けていることが自殺の危険因子となっています。

アメリカ国防省は、兵士の自殺問題を重視し、莫大な金を投入し、一流の学者が参加し長期にわたって研究を行っています。アフガニスタン、イラク派兵兵士には、ＰＴＳＤやうつ病が約18％、ＴＢＩ（外傷性脳損傷）が約20％あり、兵役終了後もこうした疾患に罹患している危険性が高いという研究がありますが、懸命に研究しながらもなぜ自殺が増加しているのかは不明です。

7　自律型致死兵器システム（ＬＡＷＳ）の開発禁止に向けて

無人飛行機ドローンを操縦して敵を殺戮するドローン戦争は、トラウマが少ないかと思ったのですが、これも操縦者に相当なトラウマが生じるようです。誤爆が多いし、相手を攻撃した後にドローンで粉々になった死体を確認しなければならないのです。

2014年に原題「GOOD KILL」、つまり「上手に殺す」、邦題「ドローン・オブ・ウォー」という、イーサン・ホーク主演の映画が公開されました。ドローンを操縦して敵を攻撃するイーサン・ホーク扮する主人公がおかしくなってPTSDやアルコール依存症になり、家庭が崩壊してしまいます。

1984年に、シュワルツネッガー主演の「ターミネーター」が公開されます。人間と機械軍が戦う未来世界から殺人ロボットが送られてくるというSF映画ですが、究極はターミネーターのような兵器が求められているのでしょう。人間の意思を介さずAI兵器自らの判断で人の命を奪ってしまえば、コンバットストレスによるPTSDは防げるはずです。しかしそれで本当にいいでしょうか？


人間を介さずにAIが判断し人を殺傷する「自律型致死兵器システム＝Lethal Autonomous Weapon（LAWS）」を米ロや韓国、イスラエルなどが積極的に開発していると言われ、完成が危惧されています。

2018年に亡くなった物理学者のホーキング博士は、LAWSによる軍拡競争に懸念を表明しておりました。非人道的な兵器を規制する目的の特定通常兵器使用禁止制限条約（CCW）の下に設けられた政府専門家グループは、2014年から続いてきたLAWSに関する議論がまとまり、兵器使用の責任は人間でなければならないと規定しています。しかし、将来「説明できるAI（eXplainable AI＝XAI）」ができれば、AIの判断が人間の判断と見なせるのではないかと、米国国防省は、XAI開発に力を入れているそうです。XAIが判断して、人を殺傷する時代が来るのかもしれません。

人を殺傷しようが、恐ろしい目に会おうが、殺人兵器はPTSDになりません。戦争などの悲惨なトラウマ記憶を人々の脳に植え付け、二度と同じような悲劇を起こさない努力を私達に求めるPTSDは、実に人間的な精神疾患と言えます。加害者／被害者のトラウマ体験を大切に扱うことが何よりも肝要と考えます。

参考文献

＊デーブ・グロスマン著『戦争における「人殺し」の心理学』安原和見訳（ちくま学芸文庫、２００４年）
＊エミュール・デュルケーム著『自殺論』宮島喬訳（中公文庫、１９８５年）
＊マイケル・ギルモア著　村上春樹訳『心臓を貫かれて』（文藝春秋、１９９６年）
＊ビクトール・E・フランクル著　霜山徳爾訳『夜と霧　ドイツ強制収容所の体験記録』（みすず書房、１９６１年）
＊Eugen Koh. Cultural work in addressing conflicts and violence in traumatized communities. *New*

England Journal of public policy, 2019. https://scholarworks.umb.edu/nejpp/vol31/iss1/3/（２０２１年６月４日確認）
＊村上春樹著『アンダーグラウンド』（講談社、１９９７年）
＊村上春樹著『猫を棄てる父親について語るとき』（文藝春秋、２０２０年）
＊安克昌著『心の傷を癒すということ ― 神戸…３６５日』（作品社、１９９６年）
＊ロバート・Ｊ・リフトン著『ヒロシマを生き抜く　精神史的考察（上・下）』桝井迪夫、湯浅信之、越智道雄、松田誠思 訳（岩波書店、２００９年）
＊Robert Jay Lifton The Nazi Doctors. Basic Books, 1986
＊エヴァ・ホフマン著『記憶の和解のために』早川敦子訳（みすず書房、２０１１年）
＊ボリス・シリュルニク著『憎むのでもなく、許すのでもなく　ユダヤ人一斉検挙の夜』林昌宏訳（吉田書店、２０１４年）
＊ボリス・シリュルニク著『妖精のささやき　子どもの心と「打たれ強さ」』塚原史、後藤美和子訳（彩流社、２００７年）
＊STARRS-LS. https://starrs-ls.org（２０２１年６月４日確認）
＊SINAI CENTRUM. https://sinaicentrum.nl（２０２１年６月４日確認）
＊Erika J Wolf, et al. ICD-11 Complex PTSD in US National and Veteran Samples: Prevalence and Structural Associations with PTSD. *sychol Sci*. 2015 Mar; 3(2):215-229.

＊長尾恭子、長峯正典、重村淳　米陸軍におけるレジリエンス施策 ―Comprehensive soldier and family fitness(CSF2)について―　トラウマティック・ストレス.15(2)74-81.2017

＊アラン・ヤング著『ＰＴＳＤの医療人類学』中井久夫、下地明友、内藤あかね、大月康義、辰野剛訳（みすず書房、２００１年）

＊E.Anna Goodwiin. How to cope with stress after trauma:especially for veterans, their families, and friends. Bitterroot Mountain Publishing, 2014

＊U.S.Department Of Veterans affairs.2019 National Veterans Suicidal Annual Report.. ttps://www.mentalhealth.va.gov/docs/data-sheets/2019/2019_National_Veteran_Suicide_Prevention_Annual_Report_508.pdf（２０２１年６月４日確認）

＊蟻塚亮二著『沖縄戦と心の傷：トラウマ診療の現場から』（大月書店、２０１４年）

＊Shay, J. (2014). Moral injury. Psychoanalytic Psychology, 31(2), 182-191.

＊福浦厚子 コンバット・ストレスと軍隊 ―トランスナショナルな視点とローカルな視点からみた自衛隊― 滋賀大学経済学部研究年報 Vol.19 2012

＊野田哲朗、吉川夕凪「自衛隊員のストレス・メンタルヘルスに関する文献研究」兵庫教育大学研究紀要 Vol.58 2021

＊Ｃ・Ｒ・フィグレー編『ベトナム戦争神経症 ―復員米兵のストレスの研究―』辰沼利彦監訳（岩崎学術出版社、１９８４年）

参考文献・映像作品一覧

戦争とトラウマ／コンバット・ストレスについて理解を深めるために

文献

トラウマ／PTSD／心のケア

＊蟻塚亮二、須藤康宏『3・11と心の災害―福島にみるストレス症候群』（大月書店、2016年）
＊ベセル・A・ヴァン・デア・コルク、アレキサンダー・C・マクファーレン、ラース・ウェイゼス編、西澤哲監訳『トラウマティック・ストレス―PTSDおよびトラウマ反応の臨床と研究のすべて』（誠信書房、2001年）
＊エイブラム・カーディナー、中井久夫・加藤寛訳『戦争ストレスと神経症』（みすず書房、2004年）
＊キャシー・カルース編、下河辺美知子訳『トラウマへの探究―証言の不可能性と可能性』（作品社、2000年）
＊デーヴ・グロスマン、安原和見訳『戦争における「人殺し」の心理学』（ちくま書房、2004年）
＊ジュディス・L・ハーマン、中井久夫訳『心的外傷と回復〈増補版〉』（みすず書房、1999年）
＊C・R・フィグレー、辰沼利彦監訳『ベトナム戦争神経症―復員米兵のストレスの研究』（岩崎学術出版社、1984年）

＊松本俊彦『もしも「死にたい」と言われたら ―自殺リスクの評価と対応』（中外医学社、２０１５年）
＊宮地尚子『トラウマ』（岩波書店、２０１３年）
＊宮地尚子『環状島＝トラウマの地政学』（みすず書房、２００７年）

旧日本軍兵士

＊浅井利勇『うずもれた大戦の犠牲者 ―国府台陸軍病院・精神科貴重な歴分析と資料』（国府台陸軍病院精神科病歴分析資料・文献論集記念刊行委員会、１９９３年）
＊河野仁『〈玉砕〉の軍隊、〈生還〉の軍隊』（講談社、２００１年）
＊清水寛編著『日本帝国陸軍と精神障害兵士』（不二出版、２００６年）
＊清水光雄『最後の皇軍兵士 ―空白の時、戦傷病棟から』（現代評論社、１９８５年）
＊津川武一「戦争精神病の人たち」『現代史の証言④帝国軍隊従軍記』（汐文社、１９７５年）
＊中村江里『戦争とトラウマ―不可視化された日本兵の戦争神経症』（吉川弘文館、２０１８年）
＊野田正彰『戦争と罪責』（岩波書店、１９９８年）
＊吉永春子『さすらいの〈未復員〉』（筑摩書房、１９８７年）

沖縄戦

＊蟻塚亮二『沖縄戦と心の傷 ―トラウマ診療の現場から』（大月書店、２０１４年）
＊沖縄戦・精神保健研究会『戦争とこころ ―沖縄からの提言』（沖縄タイムス社、２０１７年）
＊デール・マハリッジ、藤井留美訳『日本兵を殺した父 ―ピュリツァー賞作家が見た沖縄戦と元兵士たち』

（原書房、２０１３年）
＊保坂廣志『沖縄戦のトラウマ―心に突き刺す棘―』（紫峰出版、２０１４年）

原爆

＊太田保之・吉峰悦子・三根真理子『原子野のトラウマ―被爆者調査再検証こころの傷をみつめて』（長崎新聞社、２０１４年）
＊ラン・ツヴァイゲンバーグ、若尾祐司ほか訳『ヒロシマ―グローバルな記憶文化の形成―』（名古屋大学出版会、２０２０年）
＊中澤正夫『ヒバクシャの心の傷を追って』（岩波書店、２００７年）
＊直野章子『「原爆の絵」と出会う―込められた想いに耳を澄まして』（岩波書店、２００４年）
＊ロバート・J・リフトン、桝井迪夫ほか訳『ヒロシマを生き抜く（上）（下）』（岩波書店、２００９年）

戦争のトラウマと家族

＊信田さよ子『家族と国家は共謀する―サバイバルからレジスタンスへ』（KADOKAWA、２０２１年）
＊森茂起・港道隆編『〈戦争の子ども〉を考える―体験の記録と理解の試み』（平凡社、２０１２年）
＊森田ゆり『体罰と戦争』（かもがわ出版、２０１９年）

アフガニスタン・イラク戦争

＊ジョシュア・キー、井手真也訳『イラク―米軍脱走兵、真実の告発』（合同出版、２００８年）
＊反戦イラク帰還兵の会、アーロン・グランツ、TUP訳『冬の兵士―イラク・アフガン帰還米兵が語

る戦場の真実』（岩波書店、2009年）
＊デイヴィッド・フィンケル、古屋美登里訳『帰還兵はなぜ自殺するのか』（亜紀書房、2015年）
＊デイヴィッド・フィンケル、古屋美登里訳『兵士は戦場で何を見たのか』（亜紀書房、2016年）

自衛官と家族

＊福浦厚子「配偶者の語り―暴力をめぐる想像と記憶―」『国際安全保障』第35巻第3号（2017年）
＊布施祐仁『経済的徴兵制』（集英社、2015年）

映像作品

第一次世界大戦

＊『ライアンの娘』（1970年／デヴィッド・リーン監督）
＊『ウェールズの山』（1995年／クリストファー・マンガー監督）
＊『ダロウェイ夫人』（1997年／マルレーン・ゴリス監督）

第二次世界大戦

〈日本軍兵士〉

＊TBSドキュメンタリー『未復員PART1～3』（1970、71、84年）
＊ETV特集「文化精神医学者・野田正彰～戦場の父の罪をめぐる対話～」（1998年1月20日）
＊BS特集「戦争・心の傷の記憶」（1998年8月14日）

＊ＥＴＶ特集「太平洋戦争と日本人（５）一兵士の従軍日記〜祖父の戦争を知る〜」（２０００年12月25日）
＊ＥＴＶ特集「祖父の戦場を知る」（２００６年9月2日）
＊ハイビジョン特集「兵士たちの悪夢」（２００８年8月31日）
＊ＮＨＫスペシャル「戦場・心の傷①兵士はどう戦わされてきたのか」（２００８年9月14日）
＊ＢＳ1スペシャル「父を捜して〜日系オランダ人終わらない戦争〜」（２０１７年10月8日）
＊ＮＨＫ連続テレビ小説『カーネーション』（２０１１年）
＊『野火』（２０１４年／塚本晋也監督）
＊ＥＴＶ特集「隠されたトラウマ〜精神障害兵士８０００人の記録〜」（２０１８年8月25日）

〈日本軍「慰安婦」〉

＊『ガイサンシーとその姉妹たち』（２００７年／班忠義監督）
＊『オレの心は負けてない〜在日朝鮮人「慰安婦」宋神道のたたかい』（２００７年／アン・ヘリョン監督）
＊『蘆葦之歌（Song of theReed）』（２０１４年／呉秀菁監督）
＊『〝記憶〟と生きる』（２０１５年／土井敏邦監督）
＊『太陽がほしい』（２０１５年／班忠義監督）
＊『沈黙―立ち上がる慰安婦』（２０１７年／朴壽南監督）

〈沖縄戦〉

＊ＮＨＫドキュメンタリーＷＡＶＥ『オキナワリポート〜兵士をむしばむ戦争神経症〜』（２０１１年7

月30日）

＊『ぬちがふぅ（命果報）―玉砕場からの証言―』（２０１２年／朴壽南監督）

＊ETV特集『沖縄戦心の傷～戦後67年初の大規模調査～』（２０１２年8月12日）

＊ハートネットTV「シリーズ　戦後71年　忘れられない、雨～認知症と沖縄戦の記憶～」（２０１６年8月15日）

〈米軍兵士〉

＊『父親たちの星条旗』（２００６年／クリント・イーストウッド監督）

＊HBOテレビドラマ『ザ・パシフィック』（２０１０年）

ベトナム戦争

＊『ディア・ハンター』（１９７８年／マイケル・チミノ監督）

＊『地獄の黙示録』（１９７９年／フランシス・フォード・コッポラ監督）

＊『プラトーン』（１９８６年／オリバー・ストーン監督）

＊『７月４日に生まれて』（１９８９年／オリバー・ストーン監督）

＊『ホワイト・バッジ』（１９９２年／チョン・ジヨン監督）

＊『フォレスト・ガンプ／一期一会』（１９９４年／ロバート・ゼメキス監督）

アフガニスタン・イラク戦争

＊『告発のとき』（２００７年／ポール・ハギス監督）

＊『リダクテッド　真実の価値』（２００８年／ブライアン・デ・パルマ監督）
＊ＮＨＫスペシャル『戦場心の傷（２）ママはイラクへ行った』（２００８年9月15日）
＊『冬の兵士良心の告発』（２００８年／田保寿一監督）
＊『ポスター・ガール』（２０１１年／サラ・ネッソン監督）
＊『反戦イラク帰還兵普天間に呼びかける　―２０１２　アーロン＆アッシュスピーキングツアー』（２０１３年／木村修監督）
＊『アメリカン・スナイパー』（２０１４年／クリント・イーストウッド監督）
＊『アメリカン・ソルジャー』（２０１７年／ジェイソン・ホール監督）

新兵訓練と軍隊への適応

＊『フルメタル・ジャケット』（１９８７年／スタンリー・キューブリック監督）
＊ＮＨＫスペシャル『戦争心の傷（１）兵士はどう戦わされてきたか』（２００８年9月14日）
＊『ONE SHOT ONE KILL 兵士になるということ』（２０１０年／藤本幸久監督）

執筆者略歴

高遠 菜穂子（たかとお なほこ）
イラクエイドワーカー。北海道千歳市出身。２０００年から海外ボランティアに専念。２００３年のイラク戦争を機に活動の場をイラクに移す。人道支援活動中に人質事件に巻き込まれ、ＰＴＳＤ症状に苦しんだ。戦争トラウマに苦しむイラク帰還米兵との交流も続けている。海外派遣自衛官と家族の健康を考える会共同代表。

細渕 富夫（ほそぶち とみお）
長野大学、埼玉大学を経て、川口短期大学教授。専門は障害者心理学、精神医療史。国府台陸軍病院の病床日誌を研究。著書に『日本帝国陸軍と精神障害兵士』（不二出版、２００６年）、編著に『資料集成 戦争と障害者』全7冊（不二出版、２００７年）、『資料集成　精神障害兵士「病床日誌」』全3冊（六花出版、２０１６年）。海外派遣自衛官と家族の健康を考える会共同代表。

中村 江里（なかむら えり）
歴史学者（日本近現代史）。広島大学大学院人間社会科学研究科准教授。１９８２年生まれ。博士（社会学／一橋大学）。日中戦争以降の日本を事例に、トラウマと医療・社会について研究している。主著に『戦争とトラウマ―不可視化された日本兵の戦争神経症』（吉川弘文館、２０１８年）、「アジア・太平洋戦争と軍事精神医療―国府台陸軍病院除役退院患者の分析を中心に―」『日本史研究』（６９１号、２０２０年3月）

蟻塚 亮二（ありづか りょうじ）
精神科医。１９７２年弘前大学医学部卒業。１９８５年から弘前市・藤代健生病院院長。２００４年から沖縄戦ＰＴＳＤの診療にあたる。日本精神障害者リハビリテーション学会理事。２００１年精神保健功労にて青森県知事表彰。２０１３年4月から福島県相馬市メンタルクリニックなごみ所長。海外派遣自衛官と家族の健康を考える会共同代表。

五十嵐 善雄（いがらし よしお）
精神科医。１９８３年岩手医科大学卒業。主に統合失調症のリハビリテーションに従事。いわゆる外国人花嫁の定着支援、外国人の犯罪捜査に参加した縁で、警察とともに被害者支援に関与。精神科診療においてはＰＴＳＤ治療や戦時中の被災者に遭遇し治療的関与を余儀なくされる。診療所を開設し、薬物を可能な限り少なくし、患者主体の治療を目標にしていた。２０１９年逝去。

田村 修（たむら おさむ）
１９８８年旭川医大医学部卒。卒後は北海道勤労者医療協会（勤医協）中央病院で 内科研修３年半の後、精神科臨床へ。１９９８年 県立千葉県精神科医療センターで専門研修、２００１年より勤医協札幌丘珠病院精神科科長、２００８年より現在まで 勤医協中央病院精神科（リエゾン科）科長。

大竹 進（おおたけ すすむ）
整形外科医。１９９８年大竹整形外科開業。東日本大震災では青森県保険医協会長として被災地の支援活動を行う。交通事故によるＴＢＩ（外傷性脳損傷）の診療も行う。２００５年から「自殺予防活動」に取り組み、現在、青森いのちのネットワーク会長。海外派遣自衛官と家族の健康を考える会共同代表。

布施 祐仁（ふせ ゆうじん）
ジャーナリスト。１９７６年生まれ。平和・安全保障の問題を中心に取材・調査研究を行っている。「災害派遣と『軍隊』の狭間で～戦う自衛隊の人づくり」（かもがわ出版）など自衛隊に関する著書も数点ある。

佐々木あずさ（ささき あずさ）
スクールカウンセラー。１９６１年生まれ。大学在学中より、広島、長崎、沖縄、東南アジアを訪問し、アジア太平洋戦争の被害の実相を学んだのち高校教員となる。２０１３年退職後、北海道十勝にて人権、多様性、環境、歴史などをテーマに学習会を主催。

福浦 厚子（ふくうら あつこ）
文化人類学者。軍隊と社会との関係を自衛隊や配偶者の観点から研究。「コンバット・ストレスの視点から考える軍隊：トランスナショナルな視点とローカルな視点から見た自衛隊」（２０１２年）。研究発表「自衛隊研究諸相：民軍関係を超えて」関西社会学会大会シンポジウム「戦争と軍事文化の社会学」（２０１６年）。

野田 哲朗（のだ てつろう）
兵庫教育大学大学院教授・精神科医。一般精神科臨床のほかアルコール・薬物嗜癖障害、ＰＴＳＤの治療を行い、精神保健、災害精神医学、司法精神医学等を専門とする。長年、大阪府において公衆衛生行政に従事したのち、大阪府立精神医療センター医務局長を経て現在に至る。

海外派遣自衛官と家族の健康を考える会

自衛官の海外派遣における新たな任務は、戦闘を想定せざるをえない内容となっています。派遣された自衛官は極度の緊張状態に置かれ、かなりの心的負荷がかかると考えられます。また、不安を抱えた家族も気づかないうちに体調を崩してしまうことも懸念されます。そうしたコンバット・ストレスによる健康への影響に対して、情報提供、医療の面でサポートしていきたいと医療者、研究者、カウンセラー、戦争体験者によってこの会が立ち上げられました。自衛官やその関係者だけでなく広くコミュニティの中で理解を深めていくことが大切であると考えています。

海外派遣自衛官と家族の健康相談、コンバット・ストレスに関する勉強会や相談会を全国で開催していきます。

ホームページ　URL　https://kaigaihakensdf.wixsite.com/health

QR コード

自衛官と家族の心をまもる　海外派遣によるトラウマ

2021年 9 月1日　第 1 刷発行 ©

著　者 ─ 海外派遣自衛官と家族の健康を考える会
発行者 ─ 岡林信一
発行所 ─ あけび書房株式会社
120-0015 東京都足立区足立 1-10-9 - 703
☎ & Fax 03. 5888. 4142
info@akebishobo.com　http://www.akebi.co.jp
印刷・製本／モリモト印刷

ISBN978-4- 87154-195-4　c3036

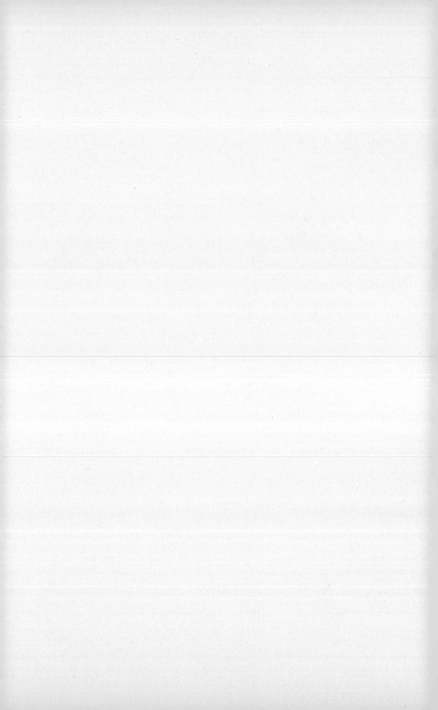